AF345215

ESSAI

SUR

LES MALADIES

QUI ATTAQUENT LE PLUS COMMUNÉMENT

LES GENS DE MER.

ESSAI

SUR

LES MALADIES

QUI ATTAQUENT LE PLUS COMMUNÉMENT
LES GENS DE MER,

Contenant une Méthode courte & facile pour les connoître, les guérir, & même en préserver.

Ouvrage utile aux Chirurgiens Naviguans, & même à tous les Marins qui se trouvent dans des Bâtimens où il n'y a point de Chirurgien.

On a joint quelques Observations sur la Méthode la plus sûre de secourir les Noyés, & de traiter les Fièvres de l'Isle Saint-Domingue & des autres Colonies Françoises aux Antilles.

Par G. M. Maître ès Arts & en Chirurgie.

Illi robur & æs triplex circa pectus erat,
Qui fragilem truci commisit pelago ratem.
Horat. Od. 3.

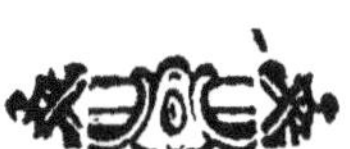

A MARSEILLE,

Chez J. MOSSY, Libraire, au Parc.

M. DCC. LXVI.

A MESSIEURS,

MESSIEURS LES MAIRE-CONSULS-ECHEVINS,

Protecteurs, Défenseurs des Priviléges & Immunités de la Ville de Marseille, Lieutenans Généraux de Police & Conseillers du Roi.

Messieurs,

La bonté avec laquelle vous avez toujours accueilli tout ce qui peut être de quelque utilité aux Navigateurs, me donne la confiance de vous présenter cet Essai, qui traite de leurs maladies, leur enseigne à les connoître, à les guérir, & même à s'en preserver. Qui mieux que

vous autres, MESSIEURS, peut
apprécier cet Ouvrage ? Vous veillez
nuit & jour à l'augmentation & à la
sûreté du Commerce, vous êtes les Protecteurs & les Defenseurs des Priviléges
& Immunités d'une des Villes les plus
commerçantes du monde. Faites donc,
MESSIEURS, qu'il paroisse sous vos
Auspices, & recevez-le comme un hom-
mage de la plus respectueuse considération, avec laquelle j'ai l'honneur d'être,

MESSIEURS,

Votre très-humble & très-
obéissant Serviteur ,

G. M. *** Maître ès Arts
& en Chirurgie.

PRÉFACE.

ET Ouvrage est le fruit d'une longue pratique, fondée sur les Observations que j'ai fait dans mes différens voyages sur mer, & pendant mon séjour dans diverses Echelles du Levant : retiré depuis plusieurs années dans un Pays Maritime, j'ai eu bien des occasions d'en faire de nouvelles, & je n'ai pu envisager le malheureux sort d'une quantité de Marins, sans en être touché de compassion.

En effet ces hommes utiles, pour faire participer les Habitans de l'Univers entier aux avantages de tous les climats, exposent non seulement

leur vie aux fureurs d'un élément
intraitable, mais encore leur fanté
aux inconvéniens d'un changement
continuel de climat, dans une de-
meure peu commode, mal faîne,
& où ils ne peuvent fe procurer que
d'alimens de mauvaife qualité &
très-fouvent corrompus : il n'eſt pas
donc étonnant qu'ils foient fujets à
une infinité de maladies, & il eſt
certain qu'elles ne deviennent la plûpart du tems dangereufes & mortelles, que par le manque de fecours.

Cette confidération & les fimples
mouvemens de l'humanité auxquels
j'ai cédé, m'ont infpiré le deffein
d'être de quelque utilité aux Navigateurs : j'ofe me flater qu'ils ne
liront pas fans fruit l'hiſtoire de leurs
maladies, que j'ai taché de rendre
avec autant de vérité que de fim-

plicité, afin qu'ils puiſſent eux-mêmes, au defaut de Chirurgiens, les connoître & les traiter dans le beſoin.

J'ai diviſé cet Eſſai en deux Parties, & chacune d'elles en différens Chapitres : j'ai renfermé dans la premiere les maladies internes ; la ſeconde contient les maladies externes.

Les Numéros répandus dans les Chapitres ſervent à indiquer les remedes que je preſcrits : on en trouvera les Formules à la fin de l'Ouvrage ſous les mêmes Numéros. J'ai ajouté au deſſous de chaque Formule, qui a paru l'exiger, une explication qui indique de quelle façon & avec quelles précautions le remede doit être adminiſtré. On trouvera de même à la ſuite des Formules une deſcription des drogues ſimples qui entrent dans leur compoſition, miſe par ordre alphabétique, afin que les Marins n'employent aucun remede, dont il ne soient à même de connoître la nature, l'espece & la qualité.

J'avoue que j'ai traité de plusieurs maladies qui n'attaquent pas exclusivement les Gens de Mer ; mais il n'étoit guéres possible de faire autrement : je n'ose même me flater d'avoir rassemblé toutes celles dont les Marins en général peuvent être atteints ; j'ai seulement recherché & traité, le plus succintément qu'il m'a été possible, celles auxquelles ils sont le plus ordinairement sujets.

J'espere que cet Essai ouvrira les yeux à quelqu'un plus instruit, & l'engagera à travailler sur cette matiere d'autant plus importante, que nous n'avons sur les maladies des Gens de Mer que des Ouvrages Anglois ou

Hollandois : on fait que les travaux,
la maniere de vivre, le tempérament & les voyages des Nations
pour qui ces Livres ont été faits,
font différens de ceux des François ;
d'ailleurs quoiqu'ils traitent d'une
maniere très-étendue leur objet, ils
font trop favans pour être mis entre
les mains de plufieurs Chirurgiens
Naviguans, encore moins des autres
Marins, puifqu'ils font écrits en latin,
langue qui leur eft fort peu familiere : c'eft ce qui m'a donné la confiance de croire que ce petit Ouvrage pourroit être d'une plus grande
utilité aux uns & aux autres.

Quoique le Scorbut ne foit pas
une maladie fort commune dans la
Méditerranée, on trouve cependant plufieurs Matelots qui en font
attaqués, foit qu'ils l'ayent pris dans

des voyages fur l'Océan, ou qu'il leur foit furvenu en naviguant dans la Méditerranée, ce qui n'eft pas abfolument extraordinaire ; c'eft ce qui m'a engagé à faire un Chapitre particulier de cette maladie, afin d'en donner une idée aux Marins qui ne la connoiffent pas, & leur apprendre à ne pas la confondre avec d'autres, avec lefquelles elle femble avoir quelque affinité.

Je me fuis un peu étendu fur les maladies vénériennes, & principalement fur les différentes méthodes de les traiter : 1°. parce qu'elles ne font malheureufement que trop communes parmi les Marins : 2°. parce qu'ils n'ont pas dans leurs Bâtimens toutes les facilités néceffaires pour s'en faire traiter comme il faut ; c'eft ce qui m'a obligé à détailler les raifons qui m'engagent à leur conseiller la méthode de Monsieur le Baron de Van-Swieten dans les Bâtimens, préférablement à toutes les autres : j'ose les assurer (& l'expérience en convaincra) que le remede qui en fait la base est des plus simples, qu'il n'en est point de plus facile à prendre, qui demande moins de précaution dans le régime, qui soit moins dangereux dans son opération, en un mot, dont l'effet soit plus sûr & le prix plus modique.

Le Chapitre de la Peste m'a paru demander une atttention particulière : j'ai resté long-tems dans des Pays où elle est fort commune ; je m'y suis même trouvé dans des tems où elle faisoit d'assez grands ravages, & j'ai pris sur cette cruelle maladie tous les éclaircissemens que j'ai pu me procurer : d'après quelques réflexions auxquelles ils ont donné lieu, j'ai la confiance de croire que ce mal n'est pas au dessus des remedes, & qu'il n'est si meurtrier que parce qu'on abandonne les pestiférés, & qu'on leur refuse certains secours qui en sauveroient infailliblement plusieurs.

On trouvera à la fin de la premiere Partie, la Méthode à suivre pour secourir les Noyés & les rappeller à la vie : quoique ce que je dis là-dessus ne soit pas de moi, & que je ne répete que ce que les grands Maîtres ont écrit sur cette matiere, j'ose pourtant me flater que les Marins me sauront gré d'avoir rassemblé dans un Ouvrage qui n'est fait que pour eux, des choses qui à tous égards semblent devoir y occuper une place. Dans le nombre

des remedes dont j'ai donné les
Formules, j'ai taché de n'admettre
que ceux qu'on peut se procurer le
plus aisément, qui sont les plus
faciles à préparer, qui se conservent
plus long-tems, & qui sont le moins
dispendieux. J'ai banni du traitement
des maladies Chirurgicales cette
prodigieuse quantité d'onguens &
d'emplâtres, pour les réduire à quatre
ou cinq, qui suffisent assurément
pour les maladies qui ont besoin de
leur application.

Enfin, comme ce Livre n'est pas
fait seulement pour les Chirurgiens
Naviguans, mais encore pour tous
les Marins en général, j'ai taché de
me rendre intelligible à ceux qui
ne sont pas de l'Art, en n'employant
pas mal-à-propos des termes sans
leur en donner l'explication, & en

mettant ce que je dis, tant au ſujet des maladies que des remedes, à la portée de toute perſonne qui eſt en état de raiſonner.

Ceux qui ſont aſſez inſtruits pour n'avoir pas beſoin de cet Eſſai, pourront trouver, s'ils le liſent, beaucoup à critiquer ſur la négligence du ſtyle, & ſur les répétitions qui m'ont paru quelquefois inévitables, ou qui m'ont échappé ; mais j'eſpere de leur complaiſance qu'ils pardonneront de bon cœur ces fautes à un Chirurgien qui a plus d'habitude avec ſes malades qu'avec les Lettres. Mon but n'eſt pas de m'illuſtrer, mais d'être utile aux Gens de Mer : heureux, s'ils me doivent le moyen de ſe préſerver ou de ſe guérir de quelque maladie.

ESSAI

ESSAI

SUR

LES MALADIES

QUI ATTAQUENT LE PLUS COMMUNÉMENT
LES GENS DE MER,

Contenant une Méthode courte & facile pour les connoître & les guérir.

PREMIERE PARTIE.

DES MALADIES INTERNES.

CHAPITRE PREMIER.

Du Mal de la Mer, ou du Vomissement ordinaire aux nouveaux Embarqués.

TOUT homme qui s'embarque sur la mer, semble devoir un tribut à cet élément : à peine a-t-il mis le pied sur un Bâtiment, qu'il est averti des dangers auxquels il s'ex-

A

poſe, afin qu'il ſonge de bonne heure à les éviter.

Mais que peut cet avertiſſement contre la cupidité & le déſir d'amaſ-ſer des richeſſes ? L'ambition rend le Marin ſourd à cette voix : peu content des tréſors que lui offre ſa Patrie, il a le courage de braver tous les dangers d'une navigation périlleuſe ; à la merci des vents & des flots, à travers les écueils & les rochers, il court chercher ceux d'une autre Contrée & du Nouveau Monde.

Déja les ancres ſont levées, un coup de Canon annonce le départ, les voiles ſont déployées, un vent frais & favorable les gonfle, le Vaiſ-ſeau ſort du Port & s'éloigne bien-tôt de la Côte : ne nous contentons pas de le conſidérer du rivage ; fai-ſons-nous y tranſporter pour quel-que tems, avant qu'il échappe à notre vue.

Quel ſpectacle ſe préſente ! Les nouveaux Embarqués, qui un moment auparavant étoient si gais, si dispos, si bien portans, font renversés pêle-mêle sur le Tillac, ou couchés sous les Ponts ; ils font les uns & les autres des efforts extraordinaires pour vomir : ils n'ont pas plutôt mangé un morceau ou bu quelque peu de liqueur, que le vomissement recommence & devient plus violent. Il n'en est aucun qui ne souhaitât dans cet instant de retourner au Port, & qui ne donnât volontiers tous les trésors du Perou, s'ils étoient en son pouvoir, pour qu'on le rapportât dans l'endroit d'où il ne fait que de partir.

A l'aspect d'un tableau si effrayant, qui voudra désormais aller sur mer ? Qu'on se rassure cependant, tous les nouveaux Embarqués ne font pas aussi malheureux : il y en a qui dans leur vomissement ont certains intervalles de relâche ; d'autres ne vomissent que quand le vent est frais, & qu'il y a de la tourmente dans le Vaisseau ; quelques-uns plus heureux ne vomiſſent point du tout, & ne craignent jamais la mer : enfin le plus grand nombre, après avoir vomi & ſouffert pendant les premiers jours de la navigation, s'accoutument à l'élément, & ne reſſentent plus rien pendant le reſte du voyage.

Il y a pluſieurs ſentimens ſur la cauſe du vomiſſement des nouveaux Embarqués : les uns l'attribuent à l'air ſalin qu'ils reſpirent pour la premiere fois, lequel picotant les fibres de l'eſtomac, peut occaſionner le vomiſſement ; les autres diſent qu'il provient du mouvement d'ondulation de la mer & des ſecouſſes qu'ils éprouvent pour la premiere fois dans un Vaiſſeau, leſquelles faiſant ſoulever l'eſtomac, procurent le même effet. Je ſerois volontiers de ce dernier ſentiment, par la raiſon que pluſieurs perſonnes ſouffrent, quand elles vont en voiture pour la premiere fois, la même incommodité que reſſentent les nouveaux Embarqués.

Quoi qu'il en soit, on regarde communément le mal de la mer comme une chose de peu de conséquence ; on s'imagine même qu'il n'y a pas des moyens pour le prévenir, ni des remedes pour le guérir. J'ose pourtant assurer d'après l'expérience, que cette maladie est quelquefois dangereuse, & que plusieurs personnes en seroient mortes, si on ne les avoit secourues : les meilleurs moyens pour y parvenir font ceux que je vais indiquer.

Dès qu'on s'apperçoit qu'une personne craint la mer, il faut la faire coucher dans un endroit du Vaisseau un peu aëré, ailleurs que dans la Chambre, ou sous les Ponts, quoique la tourmente & les mouvemens du Vaisseau soient moindres dans ces endroits ; néanmoins il est certain que l'air étouffé qu'on y respire, l'odeur de la marine, de la poix & du goudron, augmentent la disposition au vomissement, & l'entretiennent, s'il a déja commencé.

A iij

On ne donnera aucune nourriture folide à ceux qui craignent la mer, mais feulement quelques cuillerées de bouillon d'un quart d'heure à l'autre : on fera diffoudre dans le bouillon un peu de fafran en poudre ; on leur appliquera fur la région du cœur & de l'eftomac un fachet dans la compofition duquel entre cette drogue, avec divers autres aromates : voyez la formule (N°. 1). On leur frotera les narines avec du bon vinaigre, ou quelqu'autre liqueur fpiritueufe , comme l'Eau de la Reine d'Hongrie, l'Eau fans pareille & autres femblables. Enfin on aura foin d'ôter tout ce qui pourroit gêner la circulation du fang , comme les boutons du col, des manches, des jarretieres, &c.

Si malgré ces fecours le vomiffement continue , & fait craindre la rupture de quelque vaiffeau fanguin, il faut faire prendre aux malades demi-dragme ou tout au plus une dragme de Thériaque, qu'on délayera dans trois ou quatre cuillerées de bouillon : on donnera une cuillerée de ce mélange d'un quart d'heure à l'autre ; ce qui suffira pour diminuer & même pour calmer le vomissement. On ne doit donner aucun autre remede, à moins que le vomissement continuant pendant plusieurs jours, malgré l'usage de celui-là, soit parvenu au point de faire craindre quelque hémorragie, c'est-à-dire, quelque vomissement de sang occasionné par la rupture de quelqu'un des vaisseaux de l'estomac. Dans le dernier cas, la potion (N°. 2) fait des merveilles : on peut y ajouter dans les cas violens, comme il est dit au dessous de la formule, vingt ou trente goutes de Laudanum liquide, ou demionce de Sirop de Pavot blanc, & la donner en deux prises dans l'espace de demi-heure, & même dans une seule prise.

Au reste, toutes les précautions

que je conseille de prendre à ceux qui craignent la mer, & les remedes que je leur indique, ne conviennent qu'à ceux qui ne sont pas Marins par état, comme les femmes, les Religieux & autres personnes de distinction, qui s'embarquent en qualité de Passagers, pour se faire transporter d'un endroit dans un autre. Ceux qui se destinent à naviguer, doivent faire tous leurs efforts pour s'accoutumer de bonne heure à la mer, & ne doivent recourir aux remedes que dans les cas les plus urgens ; autrement ils ne deviendroient jamais bons Marins.

CHAPITRE II.

Du Scorbut.

LES voyages que l'on fait sur mer, durent ordinairement plusieurs mois, souvent même des années entieres; c'est pour cette raison que les alimens qui doivent servir à la nourriture des Equipages des Vaisseaux, doivent être de nature à se conserver long-tems. On prépare en conséquence le pain de la provision, en en faisant du biscuit; malgré cette précaution, il se gâte quelquefois, & se remplit de vers. C'est dans la même intention que l'on sale la viande & le poisson.

Pour conserver l'eau douce, qui est la plus nécessaire de toutes les provisions, & la maintenir dans sa pureté, on en remplit des tonneaux qu'on a auparavant bien lavés & nettoyés : voilà tout ce qu'on peut faire pour empêcher qu'elle ne se gâte. Malgré toutes ces attentions, elle contracte souvent de mauvaises odeurs, & se corrompt : heureux encore ceux qui n'en manquent pas pendant le cours d'un voyage qui se trouve plus long que l'on ne comptoit. Il est arrivé plus d'une fois que de nombreux Équipages, comme autant de Tantales, ont péri de soif au milieu des eaux.

L'usage continué de la viande & du poisson salés, la boisson d'une eau croupissante ou corrompue, les autres alimens de mauvaise qualité, la mal-propreté, l'air salé & malsain que les Marins respirent dans leurs Vaisseaux, font la cause la plus commune & le germe de presque toutes les maladies qui les attaquent ; le scorbut en est une des plus ordinaires.

On connoît le scorbut, & on le distingue des autres maladies qui lui ressemblent, par des symptomes particuliers qui le caractérisent. Il exhale de la bouche de ceux qui en

font attaqués, une mauvaise odeur,
provenant des ulceres dont elle est
remplie ; leurs gencives se gonflent,
se relâchent & saignent au moindre
attouchement ; leurs dents noircis-
sent, s'ébranlent & tombent quelquefois d'elles-mêmes ; leur visage
& même tout leur corps devient
bouffi ; leur peau prend une couleur livide & plombée : une infinité de petits tubercules s'élevent
sur sa surface, & semblables à ceux
qu'on apperçoit sur la peau de ceux
qui ont froid, forment, ce qu'on
appelle, la peau de poule ; on y re-
marque des tâches rouges & quelquefois jaunes, qui leur causent une
grande démangeaison : s'ils se gra-
tent, il se forme bientôt dans ces
endroits des ulceres de même caractere que ceux de la bouche, &
qui saignent au moindre attouchement ; leur fond est livide, & les
bords en font durs : ils ressentent
des douleurs, tantôt dans une partie, tantôt dans une autre ; ils ont

A vj

des lassitudes dans les bras, dans les jambes : enfin la gangréne s'empare de quelqu'un de leurs membres, & la mort s'ensuit.

Tous les symptomes que je viens de détailler, n'attaquent pas à la fois le même malade ; il n'est pas même nécessaire qu'ils soient tous réunis pour caractériser le scorbut, un seul ou deux suffisent : si le même malade en éprouve plusieurs & dans un degré violent, on dit alors qu'il est attaqué du scorbut proprement dit ; mais s'il n'en ressent qu'un ou deux, on dit alors qu'il a une affection scorbutique, ce qui ne signifie autre chose qu'une disposition au scorbut.

J'ai dit que le scorbut se trouve souvent joint à d'autres maladies qui lui ressemblent, & sur lesquelles on pourroit prendre le change : la vérole ou mal vénérien en est une des principales ; elle a cela de commun avec le scorbut, que ceux qui en ont le sang infecté, ressentent pour la plûpart des douleurs vagues, ont des ulceres dans la bouche & dans différentes parties de leur corps. Pour ne pas s'y méprendre, il faut faire attention 1°. que les douleurs des scorbutiques sont vives & aigues, mais qu'elles donnent du relâche aux malades, qui se trouvent soulagés, lorsqu'ils sont couchés ; les douleurs véroliques au contraire sont plus constantes, & redoublent principalement dans le lit. 2°. Que les ulceres veroliques sont crouteux, glutineux, durs ou calleux, & qu'ils attaquent ordinairement les parties de la bouche, situées depuis la luette jusques au fond du gosier ; les scorbutiques au contraire n'attaquent que les parties qui sont situées depuis les gencives jusques à la luette, & sont blafards, c'est-à-dire, blanchâtres, mous & ichoreux, c'est-à-dire, qu'il en decoule une sanie ou matiere aqueuse, âcre & sanguinolente.

On doit encore observer que le

scorbut produit des tâches sur la peau , & le mal vénérien des tumeurs sur les os , qu'on appelle nodus ou exostoses , selon qu'elles sont plus ou moins considérables , & de plus des excroissances charnues aux environs des parties de la génération ; ce qu'on ne trouve pas dans le scorbut. Enfin le scorbut peut être véritablement joint avec la vérole , ce qu'on connoîtra par les symptomes qui sont communs , ou particuliers à l'une & à l'autre de ces maladies : c'est dans un pareil cas que la prudence est nécessaire , quand on administre les frictions mercurielles, pour empêcher qu'elles ne se portent à la bouche, & n'occasionnent de grands désordres ; on ne sauroit alors employer de remede plus convenable que celui que j'indiquerai au Chapitre des Maladies vénériennes.

Comme le scorbut confirmé n'est autre chose qu'une dépravation des humeurs, produite par le défaut de réparation de bons sucs, & par la mauvaise assimilation de ceux qui se forment journellement, il faut avant que les vaisseaux & les visceres ayent perdu totalement leur ressort, leur mouvement & leur chaleur naturelle, avant qu'il se soit formé des obstructions considérables, & que toutes les fonctions générales soient dérangées, remédier de bonne heure à cette maladie, & avoir égard à ses differens dégrés.

Dans le commencement, c'est-à-dire, lorsqu'il n'y a encore qu'une disposition scorbutique, la premiere attention qu'on doit avoir dans les Bâtimens, c'est de séparer ceux qui se trouvent dans cet état, du reste de l'Equipage : on ne sauroit s'imaginer combien cette maladie est contagieuse, & se communique facilement, sur-tout en buvant dans les mêmes vases que ceux qui en sont atteints, à moins de supposer une disposition particuliere dans les sujets. On leur donnera tout de suite de la viande fraîche, & au défaut de cette nourriture, des soupes de ris, du gruau, ou autres farineux de la provision ; ils useront pour boisson d'une infusion de quelque plante antiscorbutique seche : voyez la formule (Nᵒ. 3). Si l'eau de la provision avoit contracté quelque mauvais goût, ou quelque mauvaise odeur, il conviendroit de la faire purifier à l'air, avant que d'en faire l'infusion, & d'y éteindre trois ou quatre fois un fer rougi au feu.

Pour rendre cette boisson plus agréable & même plus salutaire, on y ajoutera une once de Sirop de Limon sur chaque pinte, ou autant du suc de ce fruit, qui se conserve long tems quand il est purifié, avec un peu de Sucre à la place du Sirop : on peut encore substituer au suc de Limon, le vinaigre ordinaire, à la dose d'une once sur chaque pinte d'infusion, avec un peu de Sucre.

Si malgré ce régime les malades

ne se trouvent pas mieux, & qu'on craigne que la maladie fasse des progrès, on fera user les malades de la décoction (Nº. 4) à la place de l'infusion (Nº. 3). Ils en boiront un verre de trois en trois heures, auquel ils ajouteront vingt ou trente goutes d'esprit de Cresson ou de Cochléaria : la même décoction avec une vingtaine de goutes des mêmes esprits leur servira pour se gargariser plusieurs fois le jour ; ce qui préservera leur bouche & leurs gencives de putréfaction. Ces petits remedes suffisent ordinairement pour fixer les progrès du scorbut qui ne fait que de commencer, & même pour le guérir totalement.

Il peut arriver cependant que, nonobstant l'usage de ces remedes, le scorbut fasse des progrès & entre dans son second dégré. Je ne connois alors de meilleurs remedes à prescrire que ceux du sieur Moret, qui sont très-renommés pour cette maladie : on en trouvera la description avec la maniere de les compofer, les attentions & les précautions qu'on doit prendre pendant leur ufage, dans les formules depuis le (N°. 5) jufques au (N°. 10). Si j'ai fait quelques changemens à ces remedes, ce n'eft que d'après mon expérience & celle des Praticiens les plus éclairés.

Ce font là les feuls remedes que les Marins puiffent employer pendant qu'ils font en mer ; mais dès qu'ils feront arrivés dans quelque Port, ils leur en affocieront d'autres pour augmenter leur action & accélérer la guérifon. On doit commencer par le petit-lait (*a*) dans le-

---

(*a*) Pour faire le petit-lait, prenez-en une pinte que vous ferez cailler avec la preffure ; vous ccuperez enfuite le caillé par morceaux, & le mettrez fur une ferviette blanche, dont vous prendrez les quatre bouts, & que vous fufpendrez fur un plat verniffé, qui fervira à recevoir le petit-lait qui découlera. Mettez votre petit-lait fur un feu de charbon, & le faites bouillir pendant un demi-quart d'heure, avec une poignée des plantes prefcrites ; enfuite coulez-le à travers un autre linge net, & battez-le avec le blanc d'un ou de deux œufs : remettez-le alors fur le feu, & le faites bouillir

quel on aura soin de faire bouillir pendant quelque temps une poignée de feuilles fraîches de Cresson ou de Cochléaria, ou qu'on mêlera avec une troisieme partie du suc de ces mêmes plantes : les malades en prendront pendant quinze jours une écuelle le matin à jeun, & autant le soir deux heures après le souper, & on les purgera avant & après avec la médecine (N°. 8).

Après l'usage du petit-lait, on fera passer les malades à l'usage du lait pur ou coupé avec partie égale du suc dépuré (b) de Cresson ou de Cochléaria, ou de la décoction des

deux ou trois minutes, afin que le blanc d'œuf se caille & se charge de toutes les particules de fromage qui se trouvoient encore dans le petit-lait. Coulez-le une seconde fois, & vous le trouverez très-pur & clair comme eau de roche.

(b) Pour dépurer le suc de Cresson, de Cochléaria, ou toute autre plante, il faut piler les feuilles dans un mortier, & en exprimer le suc à travers un linge fort : ensuite on met le suc dans un plat à feu ; on le fait écumer, & ensuite reposer : après qu'il est reposé, on le verse par inclination dans un autre plat, & les feces restent au fond.

mêmes plantes : ils en prendront pendant quinze jours & même davantage, si leur estomac peut le supporter ; ensuite on les repurgera avec
la médecine (N°. 8).

Si le lieu ou la saison ne permettent
pas de se procurer du lait, on y suppléera par les bouillons (N°. 7) : les
malades en prendront pendant quinze
jours, & on les purgera avant & après
leur usage avec la même médecine
(N° 8). Pendant tout le tems
qu'ils prendront ces remedes, leur
boisson sera la Limonade avec les
Limons frais , &. à leur défaut avec
le suc de Limon , dont on doit toujours avoir provision dans les Bâtimens , puisqu'il se conserve pendant
très-long-tems, lorsqu'il est dépuré.
Ils ne vivront alors que d'alimens
frais & de facile digestion , évitant
la chair de pourceau même fraîche,
les légumes , le fromage , les ra-
goûts , le vin & les liqueurs spiritueuses.

Les fruits d'Eté, tels que les oran-

ges, les cerifes, les grenades &
autres, ne font pas nuifibles aux fcorbutiques, pourvu qu'ils foient affez
mûrs; ils font même falutaires &
fuffifent quelquefois pour guérir le
fcorbut fans le fecours d'aucun remede, quand il n'eft pas parvenu
à un certain dégré. L'ufage feul des
oranges douces, appellées de Portu-
gal, eft aujourd'hui regardé comme
un des meilleurs préfervatifs de cette
maladie : ainfi les Marins ne doivent pas négliger de faire une ample
provifion de ces fruits ; on les con-
ferve fort long-tems dans des caiffes,
pourvu qu'on ait foin de les envelopper avec des coupeaux de mé-
nuifier.

Les Marins qui défirent fe préferver du fcorbut, fe tiendront le
plus proprement qu'il leur fera poffible : ils éviteront toutes fortes d'excès dans l'ufage du vin & des liqueurs fortes; ils boiront beaucoup
pour détremper le fel contenu dans
leurs alimens ; ils uferont d'un peu

de vinaigre dans tous leurs alimens ;
ils feront un exercice modéré ; enfin ils fe gargariferont fouvent avec
la décoction (N°. 3), à laquelle
ils ajouteront une trentaine de goutes du remede (N°. 9), quand
même ils n'auroient aucune difpofition au fcorbut.

CHAPITRE III.

Du Rhumatifme.

LE Rhumatifme eft une maladie fort commune parmi les
Marins : fes fymptomes font des douleurs dans les mufcles, les membranes, & fouvent même dans cette
peau mince qui recouvre immédiatement les os & qu'on appelle
périofte : ces douleurs font accompagnées de pefanteur & de difficulté de fe mouvoir.

Quelquefois le rhumatifme eft
accompagné de fiévre ; d'autres fois
il eft fans fiévre. On le divife en

particulier & en universel : l'universel attaque presque toutes les parties du Corps à la fois ; & le particulier quelques-unes , comme la jambe, le bras, la cuisse, &c.

On confond aisément les douleurs rhumatismales avec celles qui sont occasionnées par la goute : pour ne pas s'y tromper , il faut observer que les premieres attaquent ordinairement les parties charnues & musculeuses ; au lieu que les dernieres ont leur siége dans les parties tendineuses-aponévrotiques , & sur-tout dans les articulations des bras & des jambes. S'il y a toutefois des rhumatismes qui soient joints à d'autres maladies , telles que la goute, le scorbut & la vérole, on les appelle alors rhumatismes gouteux, scorbutiques & véroliques ; on ne peut guérir les deux derniers , sans détruire auparavant les différens virus qui les entretiennent : à cet effet on consultera les Chapitres du Scorbut & de la Vérole.

Le rhumatisme est occasionné par la plénitude, l'embarras & la lenteur du sang qui circule difficilement dans les parties souffrantes ; or rien n'est plus capable d'occasionner ces embarras que la sueur & la transpiration arrêtée : les Marins y sont fort sujets par l'intempérie de l'air & l'humidité, auxquelles ils sont exposés ; leurs travaux ordinaires sont fort rudes, & ils ne peuvent guéres y vaquer sans suer. Si dans cet état une vague les mouille, & que l'air ou un vent froid les surprenne, ce qui n'est pas rare, en faut-il davantage pour arrêter la sueur & la transpiration ? De plus, ils n'ont souvent ni le tems, ni les moyens de changer d'habits, pas même de chemise ; ils se couchent & s'endorment dans leurs vêtemens mouillés : est-il surprenant qu'ils se réveillent avec des douleurs dans différentes parties de leur corps, & qu'ils gagnent un rhumatisme ?

Si cette maladie est négligée dans

ses

ſes commencemens, elle augmente, devient opiniâtre, & cauſe de cruelles douleurs : il faut donc y remédier de bonne heure ; on y parviendra en ſuivant la méthode que je vais indiquer.

Quand le rhumatiſme eſt accompagné de fiévre, ſi le malade qui en eſt attaqué eſt robuſte, s'il a le pouls dur & plein, il faut commencer la cure par la ſaignée ; on la réitérera de quatre en quatre heures, juſques à ce que le pouls ſoit ramolli & diſtendu. On ne ſauroit s'imaginer les bons effets que produiſent deux ou trois ſaignées bruſquées dans le commencement de cette maladie ; elles déſempliſſent les vaiſſeaux, relâchent les fibres : par ce moyen la circulation ſe fait plus librement, la fiévre ceſſe, & la maladie ſe termine dans peu, ſans le ſecours d'aucun autre remede.

Si la ſueur ſurvient après deux ou trois ſaignées, on doit en faciliter l'abondance par l'application

de quelques veſſies de Cochon remplies de la décoction (N°. 11),
qu'on appliquera auſſi chaudement
que le malade pourra les ſupporter,
& par une copieuſe boiſſon de quelque infuſion légérement ſudorifique.
Voyez la formule (N°. 12).

Quoique les premieres ſaignées
ne terminent pas toujours la maladie, & qu'elles ne ſoient pas ſuivies de la ſueur, le malade cependant ſe trouve ordinairement un
peu mieux, il eſt moins inquiet,
& ſes douleurs ont beaucoup diminué : dans cet état on lui donnera
chaque jour deux lavemens avec la
décoction (N°. 11); il boira abondamment de la ſeconde ptiſanne du
(N°. 18), qui ſera ſa boiſſon ordinaire pendant tout le tems que
durera la fiévre, & il prendra en
outre ſoir & matin une priſe du
remede (N°. 13).

Si ces remedes ne ſuffiſent pas
pour calmer les douleurs, & que la
fiévre, quoique foible, continue en-

core, il faut examiner si le malade a mauvaise bouche, si sa langue est pâteuse ou chargée, s'il a des envies de vomir, une pesanteur dans la région de l'estomac, & des mouvemens dans les intestins; ces signes annoncent qu'il a besoin d'être évacué par haut & par bas : on commencera par le vomitif (N°. 14) qui convient dans le premier cas, & la médecine (N°. 15) servira ensuite à vuider les intestins. Souvent le vomitif agit autant par bas que par haut, & les secousses que ce remede occasionne, débarrassent les premieres voies d'une partie des matieres viciées qui y sont contenues, ouvrent le chemin à celles qui peuvent être dans le sang, qui se portent, par le moyen de la circulation, vers les émonctoires, c'est-à-dire, dans les intestins, & deux ou trois jours après on en procure la sortie avec le remede (N°. 15) : on le réitere même sur la fin de la maladie, s'il paroît nécessaire.

B ij

Outre les remedes que je viens de prescrire, on peut appliquer extérieurement sur les parties douloureuses les linimens indiqués dans les formules (N°. 16 & 17) : mais on ne doit guéres recourir à ces remedes dans les rhumatismes avec fiévre ; car les malades ne peuvent alors supporter l'application d'aucun topique, dans la composition duquel il entre des huiles ou des graisses. On doit donc se contenter d'appliquer sur les parties douloureuses une vessie de Cochon remplie de la décoction (N°. 11), une éponge ou une flanelle trempée dans la même décoction : on aura l'attention de les appliquer le plus chaudement que les malades pourront les supporter, & d'en réitérer l'application avant qu'elles se refroidissent.

Les demi-bains, les bains d'eau commune tiéde sont très-salutaires, & soulagent beaucoup dans le rhumatisme ; il faut seulement observer de n'employer ces remedes qu'après avoir désempli les vaisseaux par les saignées, & débarrassé l'estomac & les intestins par les purgatifs & les lavemens ; autrement ils irriteroient le mal, en augmentant la raréfaction du sang.

Plusieurs personnes de l'Art pensent qu'il n'y a rien de meilleur pour calmer les douleurs rhumatismales, que de procurer le sommeil par l'usage des remedes tirés du Pavot : l'expérience démontre le contraire, & ces remedes donnés dans la vûe de faire dormir, de calmer le redoublement de la fiévre & des douleurs qui surviennent ordinairement vers le soir, font souvent un effet tout opposé ; ils conviennent même si peu, que le sommeil qui vient naturellement dans les premiers jours du rhumatisme, est accompagné de tressaillemens douloureux qui réveillent les malades à chaque instant, & leur réveil est suivi de douleurs encore plus violentes que celles qu'ils reſſentoient avant leur ſommeil. D'où il faut conclure, d'après des Praticiens éclairés, que l'Opium & toutes les préparations qui font dormir, ne conviennent guéres dans cette maladie.

La terminaiſon la plus ordinaire du rhumatiſme ſe fait par des ſelles, par des urines troubles & par des ſueurs; cette derniere eſt la plus commune, & ſi j'oſe le dire, la plus ſalutaire : on doit donc la procurer par une abondante boiſſon des infuſions (N°. 12). La premiere, c'eſt-à-dire, celle qui eſt faite avec les fleurs de Sureau, mérite la préférence : la ſeule attention qu'on doive avoir dans l'uſage de ces remedes, c'eſt de ne les donner qu'après avoir déſempli les vaiſſeaux par les ſaignées; autrement ils peuvent devenir pernicieux, augmenter la raréfaction du ſang, l'épaiſſir, le deſſécher, en lui enlevant ce qu'il a de plus fluide; ce qui occaſionneroit de plus grands embarras dans la circulation, & l'augmentation de la maladie.

Quelquefois il arrive que par le manque de régime, ou par le mauvais traitement, les douleurs rhumatismales continuent, quoique la fiévre ait cessé ; elles se fixent alors dans une seule partie, & s'y tiennent, pour ainsi dire, si bien retranchées, qu'il est fort difficile de les en déloger. Celles qui s'attachent à la hanche & le long de la cuisse, sont des plus opiniâtres ; on peut alors employer avec succès les linimens (N°. 16), & sur-tout celui du (N°. 17), dont j'ai éprouvé en bien des occasions les bons effets : si cependant ces linimens ne sont pas capables de guérir les douleurs rhumatismales, il faut, sans plus tarder, avoir recours aux ventouses scarifiées, dont on appliquera quelques-unes sur la partie douloureuse. Voyez la maniere de les appliquer au Chapitre IX de la seconde Partie. L'appli-

cation des ventoufes eft fort négligée par les Chirurgiens François ;
j'ofe pourtant affurer, & l'expérience
m'a fouvent convaincu qu'elles font
fort utiles dans plufieurs maladies.
Je n'ai point trouvé de meilleur remede pour guérir des fciatiques invétérées , & des douleurs rhumatifmales fixées dans différentes parties
du corps, que l'application de quatre à cinq ventoufes fcarifiées , &
je les ai employées avec le plus
grand fuccès, tandis que les mêmes
douleurs avoient réfifté aux topiques les plus vantés, & à un traitement méthodique continué pendant plufieurs mois.

Les véficatoires & en général tous
les remedes qui tendent à procurer
un dégorgement dans la partie fouf-
frante , produifent de bons effets
dans les douleurs rhumatifmales
fixées & invétérées ; on trouvera
la defcription, la maniere de compofer , d'appliquer & de panfer les
véficatoires dans le Chapitre IX de

la seconde Partie, & la preuve de
ce que j'avance dans l'obfervation
fuivante.

OBSERVATION.

„ Une pauvre femme fouffroit de-
„ puis long-tems de cruelles dou-
„ leurs occafionnées par une fciati-
„ que ; elle avoit tenté pour fa
„ guérifon tous les remedes qu'on
„ lui avoit propofé, fans avoir ref-
„ fenti le moindre foulagement,
„ quand il lui tomba fur la cuiffe,
„ où giffoit la douleur, une marmite
„ d'eau bouillante ; elle fut guérie
„ de la brûlure & de la fciatique en
„ même tems.

Cet exemple prouve les bons effets
des véficatoires dans la fciatique.
On ne doit cependant recourir à ce
remede douloureux, qu'après avoir
employé ceux qui font plus doux.
Enfin fi tous les remedes que j'ai indiqués, n'operent pas la guérifon,
il faut, pour y parvenir, avoir recours au cautere potentiel, & même
B v

au cautere actuel, c'est-à-dire, à l'application d'un fer rougi au feu sur la partie souffrante. Voyez le Chapitre IX de la seconde Partie : vous y trouverez des éclaircissemens sur le cautere actuel & potentiel, sur la maniere de les appliquer & de panser les plaies qui en résultent.

L'usage du fer rougi au feu donnera peut-être de l'éloignement pour ce remede comme trop cruel ; je vais donc en indiquer un autre qui ne paroît pas si violent, & qui est autant & même plus efficace que l'application du fer rougi au feu, sans en avoir le revoltant. J'ai tiré ce remede des Mélanges de Chirurgie de Mr. Pouteau, célebre Chirurgien de Lyon, & j'en ai fait diverses expériences toutes plus heureuses.

„ Prenez du coton cardé, enve-„ loppez-le dans une bandelette de „ toile fine, large d'un pouce & de „ trois pouces de longueur ; cousez „ cette bandelette sur le coton par

„ les deux extrémités de sa longueur;
„ vous formerez ainsi un petit cylin-
„ dre qui aura à-peu-près un pouce
„ de diamêtre : coupez ce cylindre
„ avec des ciseaux transversalement
„ par la moitié ; vous aurez par ce
„ moyen deux cylindres que vous
„ appliquerez sur la peau du côté
„ le plus uni.

„ Si le coton n'est pas assez serré,
„ le feu s'éteindra trop aisément ;
„ s'il l'est trop, il pénétrera difficile-
„ ment jusques à la base du cylindre.

„ Il faut humecter l'endroit de la
„ peau, sur lequel on veut appliquer
„ le cylindre, avec le doigt mouillé
„ de salive, afin qu'il s'y attache
„ plus facilement.

„ On mettra alors le feu avec une
„ bougie à la partie supérieure du
„ coton, & on l'attisera par le souf-
„ fle léger d'un éventail, ou d'une
„ feuille de carton : lorsque la cha-
„ leur commence à pénétrer la peau,
„ on en voit sortir une humidité qui
„ humecte la base du coton, & l'at-

B vj

„ tache davantage à la partie qu'on
„ cautérise. On peut de la même
„ façon faire brûler deux ou trois
„ cylindres, les uns à côté des autres,
„ suivant l'étendue du mal qu'on a
„ à guérir ; mais lorsque la douleur
„ est profonde, il faut en laisser con-
„ sumer deux ou trois sur le même
„ escarre.

„ On aura peine à croire ce que
„ je vais dire : la douleur que cause
„ une pareille maniere de cautériser,
„ est fort légere & très-supportable ;
„ en tout cas, si ceux qui la met-
„ tront en pratique ne pouvoient pas
„ la supporter, ils sont à tout mo-
„ ment les maîtres de la faire cesser,
„ quand il leur plaira, en renver-
„ sant les cylindres de coton.

On détachera l'escarre ou la
croute qui résultera de l'une ou
de l'autre de ces deux méthodes de
cautériser, avec la pointe des ciseaux ; ensuite on pansera la plaie
avec le digestif (N°. 42), jusques
à ce que la suppuration soit bien éta-

blie : on continuera les pansemens, en suivant la méthode qui sera décrite au Chapitre de la Brûlure.

Si, après l'usage de tous ces remedes, les douleurs ne sont pas tout-à-fait calmées, on conseille pour derniere ressource les Eaux minérales de St. Laurens, reconnues pour spécifiques dans cette maladie.

les Marins employent ordinairement pour les douleurs rhumatismales l'Eau-de-vie, le Tafia, l'Eau de la Reine d'Hongrie, & d'autres liqueurs spiritueuses dont ils frotent les parties souffrantes. On ne sauroit croire combien cette méthode est nuisible & même dangereuse : toutes ces liqueurs en général rendent les douleurs plus opiniâtres, en durcissant & en desséchant la peau ; bien plus, elles empêchent la transpiration de l'humeur rhumatismale, d'où il arrive qu'elle se porte sur d'autres parties, comme sur le périoste & sur l'os même, qu'elle affecte violemment ; d'où s'ensuivent des maladies

très-graves & très-longues. On évitera de pareils inconvéniens, en
n'appliquant que des fomentations
aqueuses & émollientes.

On doit aussi prendre quelques
précautions dans l'usage des remedes gras & onctueux, choisir ceux
qui ne sont pas rances, & sur-tout
éviter de s'en servir dans les commencemens du rhumatisme, &
quand il y a fiévre, auquel tems
on se contentera, comme il a été
dit, des fomentations aqueuses &
émollientes.

Le rhumatisme qui n'est pas accompagné de fiévre, doit être traité
de la même façon que celui qui
est avec fiévre, avec cette diffé-
rence que, dans le premier cas,
les saignées ne doivent pas être si
fort multipliées, & que la diéte doit
être moins rigoureuse : on pourra
même permettre à ces premiers des
soupes légeres, un peu de viande
bouillie & du vin à leur repas, pourvû qu'ils le boivent bien tempéré;

pour tout le reste, les remedes tant internes qu'externes doivent être les mêmes, & proportionnés à la violence & à la durée des douleurs.

Le régime doit être févere dans le rhumatisme : tant que la fiévre dure, les malades doivent rester au bouillon & à la ptifanne indiquée ; lorfque la fiévre aura ceffé, on leur donnera des foupes, enfuite un peu de viande bouillie à dîner, & le foir un peu du rôti : enfin ils ne vivront que d'alimens de facile digeftion, jufques à parfaite guérifon.

Pour fe préferver du rhumatifme, les gens de mer prendront les précautions fuivantes. Ils fe tiendront chaudement, éviteront de laiffer deffécher fur leur corps leur chemife ou leurs habits mouillés par la fueur, par la pluie, ou par les vagues de la mer ; ils tacheront furtout de ne pas s'endormir fur un endroit humide, encore moins dans leurs vêtemens mouillés.

CHAPITRE IV.

Des Coups de Soleil.

IL y a peu de personnes qui soient plus sujettes aux coups de soleil que les Marins : ils voyagent dans les Pays les plus chauds, & travaillent ordinairement à découvert & exposés aux ardeurs brûlantes de cet astre. La chaleur des rayons que le soleil darde, desseche & épaissit le sang, gêne la circulation, & cause une véritable inflammation aux parties contenues dans le crane.

Cette inflammation est plus ou moins dangereuse, selon qu'elle affecte le cerveau, ou les membranes qui lui servent d'enveloppe : dans l'un ou l'autre cas la maladie n'est pas moins grave, & elle parcourt ses périodes quelquefois si vîte, que plusieurs en sont morts dans l'espace de vingt-quatre heures.

Il arrive communément dans cette maladie que ceux qui en sont attaqués, après avoir essuyé une fiévre violente pendant deux ou trois jours, paroissent être mieux, tellement qu'on les croit échappés; cependant un instant après, & dans le tems qu'on y pense le moins, ils meurent dans les convulsions. Cet accident est fort commun dans nos Colonies de l'Amérique, où une maladie à-peu-près semblable moissonne la plus grande partie des Européens qui en sont attaqués.

On connoît qu'une personne est attaquée d'un coup de soleil, si, après avoir séjourné quelque tems dans un endroit où il darde fortement ses rayons, elle se plaint d'une grande douleur à la tête; si la peau de cette partie, ainsi que celle de tout son corps, est extrêmement seche & chaude; si ses yeux sont rouges & enflammés, qu'elle ait de la peine à les ouvrir & à soutenir la lumiere; s'ils sont mornes ou égarés, & si elle a des mouvemens involontaires dans les paupieres.

Tous ces symptomes font ordinairement précédés d'un friffon, &
accompagnés d'une groffe fiévre : le
pouls eft dur & fort plein, le malade eft dans un abattement confidérable ; tantôt il eft altéré, tantôt il ne l'eft pas : il fent un dégoût & même une répugnance in-
vincible pour toutes fortes d'alimens;
fon ventre eft conftipé, fes urines
claires & décolorées : fouvent il ne
peut dormir ; d'autres fois il eft dans
un affoupiffement confidérable, ne
s'éveille qu'en furfaut & avec des
treffaillemens violens : enfin il re-
çoit du foulagement toutes les fois
qu'on lui applique quelque liqueur
fraîche fur la tête. C'eft fur cette
confidération qu'on a pris la coutume dans nos Pays maritimes d'appliquer fur la tête de ceux qu'on
foupçonne être attaqués d'un coup
de foleil, un verre d'eau fraîche
couvert d'un linge fin ; on le ren-
verfe fur l'endroit de la tête où ils
reffentent la plus grande douleur :

un inftant après l'eau contenue dans le verre commence à s'échauffer & à bouillonner, ce qui n'eft pas à la vérité un figne caractériftique de cette maladie; mais ce figne joint à une partie des fymptomes qui font rapportés ci-deffus, peut en donner de forts indices.

Si l'effet du foleil eft fi dangereux, qu'on ne puiffe s'y expofer impunément, combien à plus forte raifon doit-il être à craindre pour ceux qui s'y expofent pendant leur fommeil, & fur-tout s'ils font pris de vin ? Ceux d'entre les Marins qui ne font pas affez fobres, doivent y prendre bien garde ; car quand ces deux caufes, le foleil & le vin, fe trouvent réunies, elles tuent bien plus promptement, & peu en guériffent. S'il s'en eft trouvé quelques-uns affez heureux pour en réchapper, ils font reftés pour le moins pendant toute leur vie fujets à de grands maux de tête ; c'eft beaucoup encore qu'ils en ayent été quittes à fi bon marché : plufieurs ont confervé un léger dérangement dans leurs idées ; d'autres font devenus fous fans retour, cataractés ou aveugles : enfin le moindre mal qui puiffe leur en arriver, c'eft un violent rhume de cerveau, avec tous les fymptomes qui en dépendent.

Il eft donc de la prudence d'éviter les rayons du foleil, & les Marins qui par état fe trouvent obligés de travailler à découvert, prendront les précautions fuivantes. 1°. Ils auront foin de porter en tout tems un bonnet ou un chapeau doublé de cuir ou de toile cirée. 2°. Ils mettront, pendant qu'ils travailleront au foleil, fous le bonnet ou chapeau, une feuille de papier huilée, pliée en plufieurs doubles, une veffie de Cochon, ou quelque chofe de femblable, qui foit capable de brifer les rayons de cet aftre. 3°. Enfin ils tacheront de ne pas s'endormir dans des endroits où il pourroit les incommoder.

Les personnes qui font attaquées
d'un coup de foleil, ont befoin du
plus prompt fecours, d'autant plus
qu'un accident de cette efpece, qui
auroit été facile à guérir dans fon
commencement, devient mortel, fi
on le néglige tant foit peu : ainfi
pour ne pas perdre du tems, comme
cette maladie reconnoît pour caufe
l'épaiffiffement & la lenteur du fang
dans les vaiffeaux capillaires du cerveau ou de fes membranes, on commencera la cure par des faignées
copieufes, faites à peu d'intervalle
les unes des autres ; la force, l'âge,
le tempérament des malades, la plénitude & la dureté du pouls fervi-
ront à en régler la quantité : on
fera les premieres aux bras ; on
viendra enfuite à celles du pied,
fans négliger celles de la jugulaire,
qui produifent le plus fouvent les
meilleurs changemens dans l'état
des malades : on donnera de fréquens lavemens avec la décoction
(N°. 11), ou fimplement avec

l'eau tiéde, à laquelle on ajoutera une cuillerée ou deux de bon vinaigre ; on appliquera sur leur tête une serviette pliée en plusieurs doubles, ou une éponge trempée dans un mélange d'eau fraîche & de vinaigre, & on renouvellera cette application d'abord que l'eau commencera à s'échauffer.

Si les saignées ne produisent pas l'effet désiré, & que néanmoins les forces des malades se soutiennent, on leur appliquera les ventouses scarifiées derriere la nuque, c'est-à-dire, au bas de la tête, & des sangsues aux temples & aux oreilles. Voyez le Chapitre IX de la seconde Partie. Enfin plus la maladie devient grave & les accidens urgens, plus les remedes doivent être brusques ; & si, malgré tous ces secours, les malades ne se trouvent pas mieux, si leur pouls est déprimé, & s'ils tombent dans un assoupissement profond, il faut, sans différer, leur appliquer des véficatoires aux gras des jambes, aux cuiſſes, entre les deux épaules, à la nuque, & même ſur toute la tête : c'eſt de ce ſeul remede qu'on peut encore attendre quelque ſe-cours. On a ſouvent guéri par ce moyen des malades qui paroiſſoient déſeſpérés.

Dans les premiers jours de la ma-ladie, il convient de faire tremper pluſieurs fois le jour les pieds des malades dans l'eau chaude, ce qui les ſoulage beaucoup ; on peut même ſans danger, après les premieres ſai-gnées, employer le demi-bain juſ-ques à la ceinture, & ſi le mal eſt preſſant, le bain entier dans l'eau modérément chaude, & même le bain froid qui dans certains cas a fait des miracles.

On doit tenir ceux qui ſont atta-qués d'un coup de ſoleil, à une diéte rigoureuſe : leurs bouillons ſeront fort légers ; on les coupera même avec un tiers d'eau commune ou de limonade : cette derniere li-queur ſera leur boiſſon ordinaire,

& ils en boiront abondamment; on peut y subftituer l'eau pure, avec une once de vinaigre fur chaque pinte. La ptifanne (N°. 18) feroit encore à préférer à ces deux boiffons, fi l'on pouvoit fe procurer des Poulets pour la faire; on y ajouteroit feulement demi-dragme fel nitre fur chaque pinte.

Outre les remedes prefcrits, les malades prendront tous les foirs, tant que la fiévre durera, le remede (N°. 19); & dès qu'elle aura ceffé, on les purgera avec la médecine du (N°. 20) : on leur donnera enfuite pendant quelques jours des foupes légeres, & peu-à-peu une nourriture plus folide, mais de facile digeftion.

CHAPITRE

CHAPITRE V.

Des Fiévres Putrides.

LES fiévres putrides sont pro-duites par des matieres cor-rompues, qui séjournent dans l'es-tomac ou dans les intestins, & dont une partie a déja passé dans la masse du sang.

Cette maladie s'annonce sou-vent plusieurs jours à l'avance, par le manque d'appétit, la mau-vaise bouche, l'abattement des forces, par des douleurs dans les reins, par des lassitudes, des pe-santeurs, des maux de tête, &c.; quelquefois elle vient tout-à-coup & commence par un frisson qui dure plus ou moins de tems, ou qui va & revient : au frisson succede une chaleur considérable; le pouls est vif sans être dur, à moins que la fiévre putride ne se trouve jointe à quelque disposition

C

inflammatoire : les malades se plaignent d'une grande douleur à la
tête ; ils ont des envies de vomir,
ils vomissent même quelquefois
d'eux-mêmes ; ils sont altérés, leur
bouche est amere, leur langue
chargée, & ils urinent fort peu.

La chaleur de la fiévre dure plusieurs heures, elle continue toute
la nuit & diminue tant soit peu
vers le matin : alors les malades se
trouvent moins mal ; mais ce bien-
être dure fort peu, & la fiévre
augmente vers le soir. Cette augmentation qu'on appelle redoublement, est quelquefois annoncée par
un nouveau frisson; quelquefois elle
survient sans frisson : il y a des
malades chez lesquels on observe
que le redoublement ne vient pas
tous les jours à la même heure ;
d'autres en ont deux dans l'espace
de vingt-quatre heures, dont l'un
est plus fort que l'autre dans certains malades : enfin on observe que
le redoublement du premier jour

eſt égal en force & en durée à celui du troiſieme, tandis que celui du ſecond jour répond à celui du quatrieme, & ainſi de ſuite.

Si les fiévres putrides ſont abandonnées à elles-mêmes, ſi elles ſont mal traitées, ou au deſſus de la force des remedes, voici leur marche ordinaire.

La fiévre augmente d'un jour à l'autre ; les redoublemens deviennent plus forts, plus longs, plus irréguliers ; le ventre des malades eſt dur & tendu ; ils parlent en dormant ; leur pouls devient petit & intermittent ; ils entrent dans des mouvemens convulſifs, & meurent.

Quand ces maladies au contraire ſont bien traitées, la fiévre reſte quelques jours dans le premier état que j'ai décrit, ſans beaucoup augmenter, ni diminuer ; enſuite tous les ſymptomes énoncés s'affoibliſſent, les redoublemens ceſſent, la langue ſe nettoye, & la maladie ſe termine ordinairement par

C ij

des felles, dans l'efpace de quatorze à vingt jours.

Voici la méthode qu'on doit
fuivre pour guérir les fiévres putrides. Si l'on connoît par la dureté du pouls & par la conftitution du malade, qui eft jeune,
fort & robufte, qu'il y a quelque
difpofition inflammatoire, il faut
commencer le traitement par une
ou deux faignées qu'on placera après
les friffons, & dans le fort du premier & du fecond redoublement ;
on peut les pouffer jufques à trois,
fi la fiévre & tous les autres fymptomes énoncés fubfiftent dans le
même dégré, ou qu'ils augmentent : il eft rare qu'on foit obligé
d'en faire davantage, & cette quantité fuffit ordinairement pour ramollir le pouls & défemplir les
vaiffeaux ; on doit même s'abftenir de la faignée, s'il n'y a pas de
dureté dans le pouls des malades,
s'ils font d'une foible conftitution,
& fi on ne trouve point de figne

d'inflammation, d'autant plus qu'elle feroit alors nuifible, en diminuant leurs forces, & en ouvrant une porte aux matieres corrompues, qui des premieres voies refluefoient dans le fang.

Soit qu'on faigne les malades ou non, ils boiront abondamment d'une des ptifannes du (N°. 21), & prendront chaque jour un ou deux lavemens avec la décoction (N°. 11), quand même ils viendroient naturellement à la felle ; ils ne prendront que très-peu du bouillon, & pendant tout le tems que durera la fiévre, on le fera très-leger & on le dégraiffera exactement. Après qu'ils auront gardé pendant deux ou trois jours ce régime humectant, qui aura détrempé les matieres corrompues contenues dans les premieres voies, on profitera du premier calme qui fuccede au redoublement pour les évacuer avec le remede (N°. 14). Ce vomitif eft d'autant mieux in-

diqué, que les malades ont ordinairement de envies de vomir, la
bouche amere, pâteuſe, & la
langue chargée : il faut ſoutenir
& aider l'action du remede par
une copieuſe boiſſon de ptiſanne
ou d'eau chaude, dont les malades boiront pluſieurs verres chaque
fois qu'ils vomiront.

Les Marins ſont dans un mauvais préjugé contre l'uſage des
émétiques, ou des remedes qui
font vomir : le nom ſeul de ces remedes les effraye ; pluſieurs trem-
blent ſans ſavoir pourquoi, & pen-
ſent qu'on veut les empoiſonner,
quand on le leur preſcrit. Qu'ils
apprennent une fois pour toutes,
qu'ils n'ont rien à craindre en prenant celui que j'ordonne; l'eau dans
lequel il eſt, pour ainſi dire, noyé,
modere ſon action, & ceux qui
le prennent ne vomiſſent qu'autant qu'ils veulent. Si ce remede
eſt dangereux, ce n'eſt que quand
on le donne à ceux qui ont quel-

que difpofition inflammatoire dans l'eftomac ou dans les inteftins, ou qui font déja fi affoiblis par la maladie, qu'ils ne font pas en état de réfifter aux fecouffes qu'il occafionne.

On connoîtra la difpofition inflammatoire de l'eftomac & des inteftins, en examinant & en faifant attention à l'état de la fiévre qui eft très-forte, à celui du pouls qui eft fort dur, & à celui de l'eftomac & du ventre, qui font alors tendus & douloureux. Pour que les malades puiffent réfifter aux fecouffes que le remede occafionne, il ne faut pas attendre le dernier période de la maladie, mais le donner dans les commencemens & pendant qu'ils ont encore toutes leurs forces. Enfin le véritable tems de le donner eft celui du calme qui fuccede aux premiers redoublemens ; plus ce remede évacue, & plus il foulage les malades : on foutiendra les évacuations qu'il a mis en train, en purgeant, un jour l'autre non, avec la médecine (N°. 15).

Si après le premier vomitif on foupçonne qu'il reste encore des matieres corrompues dans l'estomac, ce qu'on connoîtra à la mauvaife bouche & aux envies de vomir qui fubfiftent encore, au lieu de la médecine (N°. 15), on réitérera le vomitif (N°. 14), en obfervant les mêmes précautions qu'on a obfervées la premiere fois.

Il y a cependant certaines circonftances qui empêchent de donner un fecond vomitif, & même un purgatif, quoique l'on comprenne qu'il eft néceffaire d'évacuer par haut ou par bas ; ces circonftances font la trop grande foibleffe des malades, la petiteffe du pouls, la douleur & la tenfion du ventre : on fuppléera à ces remedes par l'ufage de la poudre (N°. 13), dont on donnera trois prifes chaque jour, à une heure de diftance l'une de l'autre, jufques à ce que ces accidens soient calmés, & que l'on puisse mettre en usage les purgatifs. Cette poudre à la vérité ne purge pas beaucoup, mais elle tient le ventre libre, fond & détache les matieres; & le peu d'évacuation qu'elle procure, soulage infiniment les malades. Ainsi, dès que la fiévre commencera à diminuer, au lieu de purger tous les deux jours, on se contentera de donner trois prises de cette poudre, & on repurgera, lorsque la fiévre aura tout-à-fait cessé, avec la médecine (N°. 20). On peut ensuite permettre aux malades des soupes légeres, & peu-à-peu une nourriture plus solide, comme un peu de viande bouillie ou rôtie, & du vin aux repas.

Si pendant la convalescence l'appétit manque, on donnera pendant quelques matins une prise du remede (N°. 28), & une heure après une soupe légere.

Les convalescens doivent être fort circonspects sur le régime, s'ils veulent éviter une rechute ou une attaque des fiévres d'accès : ceux qui n'ont pas cette circonspection, & qui ne sont pas assez reservés sur la quantité ou la qualité des alimens, sont fort sujets à l'une ou à l'autre.

Pour prévenir les fiévres putrides auxquelles les Marins sont fort sujets, à cause des alimens mal sains dont ils se nourrissent, ils vivront sobrément, éviteront toutes sortes d'excès dans le boire & dans le manger, ils s'abstiendront des fruits qui ne sont pas mûrs ou qui sont mal sains, tels que ceux qu'ils trouvent en abondance dans certains pays marécageux où ils abordent, & de toute autre nourriture qui peut engendrer une corruption dans leur estomac.

Si ayant eu le malheur de manquer à ces préceptes, ils se sentent l'estomac surchargé, ils ne prendront aucun aliment solide pendant deux ou trois jours, pas même du bouillon, boiront beaucoup d'eau tiéde ou de limonade : si cette diéte ne suffit pas pour débarrasser ce viscere, qu'ils ayent du dégoût, la bouche amere, pâteuse, & des envies de vomir, ils boiront quelques verres du remede (N°. 14), & par ce moyen ils préviendront souvent les fiévres putrides.

CHAPITRE VI.

Des Fiévres Malignes.

LA fiévre maligne est une maladie fort commune parmi les gens de mer : elle est d'autant plus dangereuse, que les symptomes qui la caractérisent, paroissent dans le commencement de peu de conséquence ; ce qui est cause souvent qu'on la néglige, & que ceux qui en sont attaqués, sont quelquefois sans espoir, avant qu'on se soit apperçu qu'ils sont malades.

La prostraction, ou la perte totale des forces dès le commencement de cette maladie, est un signe qui la distingue des autres especes de fiévres putrides & inflammatoires ; ce qui semble prouver que la cause principale de cette fiévre se trouve dans la corruption & la perversion totale des humeurs : d'où il résulte que les organes affoiblis ne peuvent plus remplir leurs fonctions.

Cette corruption & cette perversion des humeurs est occasionnée, chez les Marins, par les mauvais alimens dont ils se nourrissent, soit que la viande ou le poisson de leurs provisions, pour avoir été mal salés, se trouvent corrompus, soit que le biscuit devienne vermoulu, moisi, parce qu'il a été mal cuit, mal pétri, ou fait avec du mauvais froment; soit enfin que l'eau qu'ils boivent ait été puisée dans des étangs, des marais, des rivieres ou d'autres sources mal saines, ce qui leur arrive souvent, ou qu'elle se soit

corrompue dans les tonneaux : fi
l'on joint à toutes ces caufes l'air
humide & trop chaud qu'ils refpi-
rent, en faut-il davantage pour
corrompre leurs humeurs, & donner lieu à des fiévres malignes ?

Outre l'abattement des forces
que j'ai indiqué comme un des
fignes inféparables des fiévres malignes, ceux qui en font attaqués
éprouvent encore d'autres fymptomes particuliers, tels que les fuivans. Ils font comme infenfibles à
tout ; leur vifage & leurs yeux font
totalement changés ; ils éprouvent
de tems en tems, & pendant quelques jours de fuite, de petits friffons
irréguliers, fuivis de quelque chaleur ; quelquefois ils fe plaignent
d'une pefanteur ou d'une grande
douleur à la tête , aux reins, &
dans d'autres parties de leur corps ;
fouvent ils ne reffentent aucune
forte de douleur , mais ils font mou-
lus, brifés, & comme s'ils avoient
reçu cent coups de bâton ; ils ont

par fois des défaillances, qui font toujours de mauvais augure; leur fommeil eft inquiet & interrompu; tantôt ils éprouvent des ferremens de cœur, tantôt des mouvemens convulfifs dans le vifage, les bras & les mains; tous leurs fens paroiffent engourdis; leur langue eft quelquefois chargée d'une couche d'un rouge brun, mais moins fe-che en général que dans les au-tres efpeces de fiévre, & quel-quefois elle eft affez faine : enfin quelques-uns ont une douleur fixe dans quelque partie du bas-ven-tre, & on obferve ordinairement que cette douleur eft fuivie de la gangréne à la partie qu'elle affecte.

Le pouls eft ordinairement petit & foible dans les fiévres ma-lignes, mais pourtant plus vîte que dans l'état naturel : fouvent il eft très-accéléré; ce qui a été obfervé fur-tout dans les malades qui ont le ventre tendu : la peau ſe couvre de tâches rouges ou brunes, qui reſſemblent à des piquures de puce, & qu'on appelle pourpre ; ces tâches ſont quelquefois ſi grandes & ſi marquées, qu'il ſemble que les malades ayent reçu des coups de fouet.

Les urines ſont claires comme l'eau pure, & ne laiſſent aucun ſédiment ; les malades ont quelquefois un cours de ventre, & les matieres qui ſortent ſont noires, & exhalent une odeur cadavéreuſe : ſi ce cours de ventre ne les ſoulage pas, il termine bientôt leurs triſtes jours.

La fiévre maligne a beaucoup d'affinité avec la fiévre peſtilentielle : c'eſt pourquoi on obſerve dans cette premiere maladie, comme dans la peſte, des dépôts critiques aux aines & aux aiſſelles qu'on appelle bubons, & ſous les oreilles qu'on nomme parotides ; il ſurvient même quelquefois des charbons malins dans différentes parties du corps.

Les fiévres malignes se terminent quelquefois, tout comme la
peste, par des hémorragies & des
dyssenteries mortelles ; ce qui indique la grande dissolution du sang,
enfin la tête & la poitrine s'em-
barrassent, & les malades meurent
ordinairement à l'heure du redoublement.

On ne peut rien statuer de fixe
sur le cours des fiévres malignes ;
quelquefois elles parcourent leurs
périodes fort vîte, & les malades
meurent avant le septieme ou le
huitieme jour de la maladie, mais
plus souvent du neuvieme au quin-
zieme, selon la force des malades
ou de la maladie : quand il arrive qu'ils recouvrent l'ouie qu'ils
avoient perdue pendant la maladie, c'est un bon signe, & on peut
tout espérer pour la guérison.

En faisant attention à ce qui a
été dit ci-dessus, il sera facile,
je pense, à tous les Marins de
connoître les fiévres malignes : il

n'est pas dit pourtant que tous les symptomes que j'ai détaillés, doivent se rencontrer dans le même malade ; deux ou trois suffisent quelquefois, & en les combinant avec prudence, ils ne risqueront pas de se tromper.

La saignée paroît fort peu nécessaire pour la guérison des fièvres malignes : dans les premiers jours on se contentera de mettre les malades à la diéte ; ils boiront abondamment, quand même ils ne seroient pas altérés, de la limonade, ou d'eau pure avec un peu de vinaigre : après qu'ils auront gardé ce régime deux ou trois jours, & qu'ils auront détrempé par la boisson & délayé les matieres qui sont dans l'estomac & dans les intestins, on les évacuera avec le remede du (N°. 22); c'est sur-tout dans les premiers tems de la maladie qu'il faut le donner, & avant que les engorgemens soient parvenus à leur plus haut dégré : car il ne faut pas attendre pour faire vomir, qu'il foit furvenu quelque inflammation particuliere, ou que les malades foient à l'extrémité ; on réité-rera même ce remede le furlen-demain, fi la premiere dofe n'a pas affez évacué.

Après l'action des vomitifs, on donnera chaque jour une prife du remede (N°. 23) : fon effet eft d'évacuer les matieres viciées, d'empêcher la corruption des au-tres, de détruire les vers qui cau-fent fouvent des accidens très-fâcheux, & de fortifier en même tems l'eftomac & les inteftins, fans arrêter les évacuations né-ceffaires.

Si les malades avoient une diar-rhée qui les épuifât, & que leur peau fût rude & feche, pour mo-dérer cette évacuation nuifible & procurer une tranfpiration fa-lutaire, à la place du remede (N°. 23), on leur donneroit celui du (N°. 24). Soit que l'on se serve du (N°. 23 ou 24), on donnera, deux heures après chaque prise de ces remedes, une cuillerée de la potion (N°. 25): on continuera l'usage de ces remedes jusques à ce que les malades se trouvent mieux ; & si pendant cet intervalle ils se trouvoient beaucoup affoiblis, on leur donneroit, une ou deux fois le jour, à la place d'une cuillerée de la potion (N°. 25), une dragme de Thériaque ou de Diascordium, mêlée avec un peu de vin pur. On préférera le Diascordium à la Thériaque, s'il y a diarrhée.

Si, malgré l'usage de ces remedes, les malades restent toujours dans cet état de foiblesse, leur pouls se concentre, & qu'on connoisse qu'il se forme des engorgemens dans le bas-ventre, la poitrine ou le cerveau, on leur donnera tous les quarts d'heure une cuillerée de la potion (N°. 26),

& on leur appliquera des véficatoires aux gras des jambes, dans
l'intérieur des cuiſſes, entre les
deux épaules, à la nuque, & même
ſur toute la tête, s'ils ſont aſſoupis
& ont un délire ſourd. Voyez le
Chapitre IX de la ſeconde Partie.
Il faut avoir ſoin d'entretenir pendant long-tems l'écoulement des
véſicatoires, & même de le rétablir, s'il vient à tarir, par l'application de nouveaux emplâtres.

La pratique journaliere a appris
aux gens de l'art qu'on doit s'abſte-
nir, dans les fiévres malignes, de
cette quantité de remedes ſpiri-
tueux, volatils, alexiteres, que le
vulgaire & les Charlatans regar-
dent comme capables de chaſſer la
malignité; je n'excepte pas même
de cette claſſe les divers bézoards,
tant orientaux qu'occidentaux: les
véritables n'ont que fort peu ou
même point du tout de vertu; &
s'ils n'étoient ſi chers & ſi rares,
perſonne ne s'aviſeroit de s'en ſer-

vir. Que doit-òn attendre de ceux qu'on nous apporte fous ce nom, & qui ne font qu'une compofition falfifiée, où entrent le mufc & l'ambre ; en un mot, l'ouvrage des Juifs qui les vendent bien cher aux ignorans ?

Les narcotiques & tous les remedes qu'on donne dans l'intention de faire dormir, doivent être regardés comme des poifons mortels dans les fiévres malignes ; & les applications des animaux ouverts vivans fur la tête des malades, tels que les Chats, les Pigeons & autres, font fouvent plus de mal que de bien, fur-tout fi on les laiffe trop long-tems appliqués.

On fe trompe, fi l'on croit que ces animaux ayent la puiffance & la vertu d'attirer au dehors le venin & la malignité du mal ; la puanteur qu'ils exhalent, après avoir féjourné quelque tems fur la tête, n'eft pas le venin de la maladie

qu'ils ont attiré, mais une putréfaction qu'ils ont contractée dans
l'endroit chaud où on les a mis,
& qu'ils auroient également pris
dans tout autre endroit aussi chaud
& aussi humide. Pour s'en convaincre, on n'a qu'à faire de pareilles applications sur un homme
sain, & on verra que ces animaux
y contracteront autant de puanteur dans le même espace de tems,
que sur le corps d'un malade.

La chaleur douce & modérée
qui exhale des entrailles de ces
animaux, n'attire pas le venin ;
mais elle peut agiter le fluide ner-
veux engourdi, & redonner le
sentiment : voilà tout l'effet que
peuvent produire ces applications ;
mais pour en retirer ce fruit, il
faut, comme je l'ai dit, ne pas
les laisser trop long-tems sur la
partie, & en réitérer l'application au moins toutes les demi-
heures.

Si les remedes operent, & que

les malades d'un jour à l'autre se
trouvent mieux, on leur donnera,
sur la fin de la maladie, pour tout
remede, deux prises chaque jour
de la poudre (N°. 28), qu'on
continuera jusques à ce qu'ils soient
sans fiévre : alors on les purgera
avec la médecine (N°. 20), &
on les mettra aux soupes légeres
de ris ou de semoule, & peu-à-
peu à une nourriture plus substan-
tielle, comme un peu de viande
bouillie ou rôtie, & du vin à leur
repas.

Si l'appétit manque pendant la
convalescence, ils continueront
pendant quelques matins l'usage
de la poudre (N°. 28), & prendront une heure après une soupe.
Cette poudre fortifie l'estomac, les
intestins, & leur fait reprendre le
ton ou le ressort qu'ils avoient
perdu pendant la maladie.

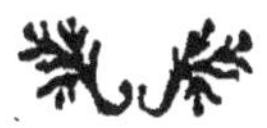

CHAPITRE VII.

Des Fiévres intermittentes, ou Fiévres d'accès.

LES fiévres intermittentes, qu'on appelle vulgairement fiévres d'accès, sont celles qui, après avoir duré un certain espace de tems, cessent & reviennent quelque tems après.

L'intervalle plus ou moins long qu'il y a entre chaque accès, donne lieu à la distinction de plusieurs especes de fiévres intermittentes. On appelle quotidienne celle dont les accès sont égaux entr'eux, & reviennent tous les jours à la même heure; ce qui la distingue de la double tierce, dont les accès reviennent aussi tous les jours, mais non à la même heure, & sont inégaux, c'est-à-dire, qu'il s'en trouve un plus fort que l'autre: de sorte que l'accès du premier jour

jour répond à celui du troisieme, &
celui du second au quatrieme, &c.

La fiévre tierce est celle dont
les accès reviennent un jour l'autre
non, & la fiévre quarte laisse deux
jours d'intervalle entre chaque accès. Les autres especes de fiévres
intermittentes sont assez rares parmi
les Marins ; c'est pourquoi je n'en
parlerai pas.

On observe trois choses dans
chaque accès de fiévre ; le froid,
le chaud, & la sueur qui termine
ordinairement l'accès. Ces trois
états se succedent ; cependant il
arrive que plusieurs ont des accès
sans froid, & quelquefois même sans
sueur : certains ont des accès fort
longs, tandis que d'autres qui ont
la même espece de fiévre, les ont
fort courts ; ce qui fait qu'on ne
peut rien statuer de certain sur la
qualité & la durée des accès. Un
signe particulier & presque essentiel, qui accompagne ordinairement les fiévres intermittentes, est

un sédiment briqueté, semblable
à des tuiles pilées, qu'on trouve
dans les urines, lorsqu'on les laisse
reposer.

La cause immédiate des fiévres
d'accès est fort obscure ; l'on peut
cependant dire, fondé sur l'expérience & sur l'analogie des remedes qui les guérissent, qu'elles sont
occasionnées par un certain vice
du chyle qui ne peut se conver-
tir en sang, & qui ne pouvant s'assi-
miler avec lui, excite par son mélange cette fermentation qu'on appelle fiévre, & qui dure jusques
à ce qu'il se soit débarrassé de ce
fluide, pour ainsi dire, étranger,
par le moyen de la sueur, qui
termine chaque accès, & des
urines.

Sur ce fondement, il est certain
que rien n'est plus capable de former un mauvais chyle, que les alimens dont se nourrissent ordinairement les Marins : joignez à cette
cause la grande dissipation d'esprit

qu'ils font en travaillant, les veil-
les, le froid, le chaud, l'humidité, le changement d'air, de
climat, & fur-tout leur féjour dans
des Pays où ces fiévres font occafionnées par un vice particulier de
l'atmofphere, il ne paroîtra pas
étonnant qu'ils en foient fi fouvent
attaqués.

Cette maladie qu'on peut ap-
peller un fléau pour les Marins,
exerce fon empire dans prefque
tous les Golfes du Levant; tellement que j'ai vu dans ceux du
Volo, de Zeitoun, de Lepante,
de Corinthe, d'Alexandrete & plufieurs autres, des Vaiffeaux prefque défarmés par les ravages qu'elle
avoit faits. Ce mal eft d'autant
plus dangereux, qu'on en fait peu
de cas : cependant il arrive tous
les jours que pour l'avoir négligé
par le mauvais ufage des remedes
qu'on prend indifféremment, ou
mal-à-propos, & même par la
mauvaife méthode d'adminiftrer

ceux qui font fpécifiques, il arrive, dis-je, que les fiévres, qui par elles-mêmes feroient fans danger, durent des mois, des années entieres, détruifent les forces, dérangent les fonctions les plus néceffaires à la vie, caufent des obftructions, & jettent dans des maladies chroniques, comme l'hydropifie & d'autres encore plus dangereufes.

Tels font les effets & les fuites affez fréquentes d'une fiévre d'accès négligée, traitée par des remedes violens, ou fixée mal-à-propos par l'ufage aveugle du quinquina, qui de fpécifique devient quelquefois un poifon capable de mettre le fang en diffolution, s'il eft donné imprudemment.

Si ceux qui ont des fiévres d'accès rifquent beaucoup en prenant des remedes à contre-tems, ils rifquent encore davantage en n'en prenant point du tout, fur-tout s'ils n'obfervent pas un certain régime : ces fiévres, de quartes ou tierces qu'elles font au commencement, fe changent fouvent en putrides, malignes & inflammatoires. J'ai vu de triftes exemples de ce que j'avance, dans les Golfes dont j'ai parlé ci-deffus.

Les Marins fe préferveront facilement des fiévres d'accès, même dans les Pays où cette maladie eft la plus fréquente, s'ils prennent les précautions fuivantes.

Dès qu'ils aborderont dans quelqu'un de ces Golfes, ils auront foin 1°. de ne point dormir au férein; ils fe couvriront même bien pendant leur fommeil, quelque chaleur qu'il faffe, afin que leur fueur ne foit point répérentée par la fraîcheur de la rofée du matin: cette rofée eft fort nuifible, parce qu'elle eft formée par les vapeurs malignes que la chaleur du foleil a élevées pendant le jour. 2°. Ils éviteront l'ardeur du foleil à laquelle ils s'expofent imprudemment pendant le jour : tout comme une

chaleur modérée ouvre les pores
& facilite la transpiration, de même
celle qui est trop forte desseche la
peau , & arrête cette évacuation
qui rentrant dans le sang se porte
sur l'estomac, en vicie les humeurs ;
d'où s'ensuivent de mauvaises digestions , un mauvais chyle , &
par conséquent les fiévres d'accès.
3o. Ceux d'entre les Marins qui
travaillent pendant les grandes chaleurs, suent & sont fort altérés,
éviteront de boire de l'eau toute
pure : cette boisson, qui ordinairement n'est guéres fraîche, irrite
leur soif, au lieu de l'appaiser, ce
qui les oblige de boire à chaque
instant pour se désaltérer ; mais
leur estomac se trouvant surchargé,
relâché & affoibli par cette quantité d'eau chaude, perd son ton,
c'est-à-dire, sa force & son ressort ;
le mouvement intestinal se trouve
diminué par la même cause, ce
qui produit de mauvaises digestions,
des crudités , des engorgemens ,

des ftafes dans les mêmes parties,
qui par rapport à leur foiblefle
ne font pas capables de digérer les
mauvais alimens dont fe nourriffent
les Marins. Il n'eft donc pas étonnant que tant de caufes concou-
rant au même effet, produifent
cette quantité de fiévres intermittentes qu'on voit regner parmi
eux.

Si fuivant les confeils que je leur
donne , ils s'abftiennent de dormir
au férein, s'ils évitent les ardeurs du
foleil pendant les grandes chaleurs,
& fi pendant qu'ils travaillent ,
qu'ils fuent, & qu'ils font échauffés
& altérés, au lieu de furcharger leur
eftomac par une copieufe boiffon
d'eau chaude, ils boivent une gorgée de vin pur ou d'eau-de-vie mêlée avec l'eau fraîche, leur foif
s'appaifera à l'inftant ; les parties
fpiritueufes & toniques de ces liqueurs fortifieront leur eftomac ,
au lieu de l'affoiblir : par ce moyen
leurs forces fe foutiendront , les

digestions se feront mieux ; enfin, ils se garantiront des fiévres d'accès.

L'expérience doit me servir de garant, dans le cas où mon raisonnement ne s'accordera pas avec les hypotheses des Médecins : il m'est arrivé plusieurs fois , pendant que j'étois dans certains Golfes du Levant où les fiévres d'accès faisoient de grands ravages parmi les Equipages des Bâtimens marchands, de faire part de mes observations aux Capitaines de ces Bâtimens. Tous ceux qui suivoient mes avis , avoient le bonheur de préserver leurs Equipages des fiévres , tandis que les deux tiers des Matelots des autres Vaisseaux , dont les Capitaines n'avoient pas déféré à mon conseil ; se trouvoient en peu de tems hors de service.

Pour guérir les fiévres d'accès, tierces , doubles tierces , quartes , quotidiennes, il faut, d'abord après le froid du troisieme accès, faire

une faignée copieufe du bras, fur-
tout fi l'accès eft violent, fi les malades ont le vifage rouge & enflam-
mé, & s'ils fe plaignent d'une grande
douleur à la tête : fi l'accès eft
foible, & que les malades en ayent
déja eu plufieurs , on peut & on
doit même s'abftenir de la faignée:
après l'accès , on leur donnera un
lavement avec la décoction (N°. 11)
pour débarraffer les inteftins des
groffes matieres. Le jour de repos ,
ils prendront le vomitif (N°. 14),
en obfervant les mêmes précautions
qui ont été déja indiquées en parlant de ce remede ; & le foir ,
s'ils n'ont pas affez vuidé par bas ,
il prendront un autre lavement
avec la même décoction (N°. 11).

Il y a une infinité de fiévres
d'accès qu'on guérit avec ce feul
remede : cependant fi l'accès revient, on purgera , dès qu'il aura
paffé & dans l'intervalle du repos ,
avec la médecine du (N°. 15) ,
& le foir même de la purgation,

D v

ou le lendemain quatre heures
avant l'accès, on donnera une prife
de l'opiate (N°. 29), délayée
dans le vin blanc ou rouge ; enfin
de la façon que les malades aimeront mieux la prendre. Cette premiere prife fixe ordinairement la
fiévre : que cela foit ou non , le
lendemain on en donnera une feconde dofe , & le furlendemain la
troifieme. Une heure après chaque
prife de l'opiate, les fiévreux man-
geront une foupe , & deux autres
pendant le refte du jour , excepté
le jour de l'accès où ils ne prendront que la premiere foupe une
heure après l'opiate , & pendant
tout le refte du jour ils fe tiendront
au bouillon ; ils n'en prendront
même point pendant tout le tems
que durera l'accès , mais fe contenteront feulement de boire abondamment de la feconde ptifanne du
(N°. 21). Ils doivent encore obferver de ne rien boire, ni manger
pendant la durée du froid , de

peur d'augmenter la fiévre, & rendre l'accès plus violent.

Je n'ai guéres vu de fiévres réfifter à un pareil traitement ; cependant on en trouve quelquefois qui font rebelles à caufe de leur ancienneté, ou qui ayant été fixées une fois reviennent quelque tems après. Pour éviter cet inconvénient il faut réitérer l'opiate, & en prendre une feconde dofe, quoique la fiévre ait été fixée par la premiere : on obfervera feulement de mettre un plus long intervalle entre chaque prife, c'eft-à-dire, qu'on laiffera un jour, & puis trois, & puis cinq jours, entre chaque prife.

Les fiévres quartes, celles qui durent depuis long-tems, de quelque qualité qu'elles foient, celles qui font accompagnées d'obftruction au foie, à la rate, au méfentere, ce qu'on connoît au gonflement & à la dureté de ces parties contenues dans le ventre, doivent être traitées par d'autres remedes, si l'on veut en obtenir la guérison.

On commencera par faire vomir avec le remede du (N°. 22) le jour de repos ; le soir, on donnera un lavement avec la décoction (N°. 11) : l'autre jour de repos, on purgera avec la médecine du (N°. 15), en ajoutant au premier gobelet demi-dragme de rhubarbe en poudre ; le lendemain on donnera l'opiate (N°. 30), de la façon qu'elle est indiquée au dessous de la formule, & même en réitérer une seconde dose, de peur de rechûte, en observant de laisser un plus long intervalle entre chaque prise, comme il a été dit au sujet de l'autre opiate du (N°. 29).

Il y a un préjugé extraordinaire contre l'usage du quinquina, & des remedes dans la composition desquels il entre : la plûpart des gens croyent que cette drogue est ennemie de l'estomac , qu'elle échauffe beaucoup, nuit à la poitrine , en un mot qu'elle produit tous les maux qui font la suite ordinaire des fiévres d'accès mal traitées.

Un pareil préjugé n'a guéres de fondement : il seroit à souhaiter qu'on pût trouver pour toutes les autres maladies des remedes aussi sûrs & aussi peu nuisibles que l'est le quinquina pour toutes les fiévres d'accès ; non seulement il ne nuit pas à l'estomac , mais au contraire c'est de tous les remedes celui qui le fortifie davantage, & le rétablit mieux dans ses fonctions. Cette écorce précieuse a une vertu astringente & tonique , qui redonne à ce viscere le ton & le ressort, lorsqu'il l'a perdu ; elle a en outre une qualité absorbante , dont l'effet est d'envelopper & de s'abreuver des acides dont les premieres voies font ordinairement farcies , & qui entretiennent la plûpart du tems les fiévres d'accès, en viciant le chyle.

Si l'on a vu plus d'une fois des obstructions rebelles, l'hydropisie & d'autres maladies dangereuses succéder aux fiévres d'accès, c'est au mauvais usage de ce remede, plutôt qu'au quinquina lui-même, qu'on doit les attribuer. En effet, on ne risque rien, quand on l'employe à propos, & qu'on se sert de celui qui est pur, point mélangé avec d'autres écorces, qui lui étant inférieures, diminuent sa vertu & rendent son usage suspect. Voyez la Table alphabétique où il est parlé de cette drogue.

CHAPITRE VIII.

Des Coliques.

ON appelle vulgairement coliques, toutes sortes de douleurs qu'une personne ressent inté-
rieurement dans quelque partie du
ventre.

Ces douleurs peuvent être pro-
duites par plusieurs causes; celles
qui dépendent d'une inflammation
dans l'estomac ou les intestins, sont
les plus dangereuses : heureuse-
ment les Marins sont peu sujets à
cette espece de colique, à moins
que l'inflammation ne soit en eux
la suite de quelque autre espece,
négligée ou mal traitée.

Les Marins sont fort sujets aux
coliques qu'on appelle d'ingestion;
elles sont occasionnées par les alimens grossiers dont ils se nourrissent
en mer : quelquefois aussi après
de longues traversées, ils abor-

dent dans des Pays abondans en provisions ; il est naturel qu'ils songent à réparer par la bonne-chere l'embonpoint qu'ils ont perdu, & qu'ils se dédommagent des jeûnes forcés qu'ils ont faits : il seroit à souhaiter seulement qu'ils fussent un peu plus circonspects sur le choix des mets , & plus modérés dans la quantité qu'ils en prennent. Ce manque de précaution est cause qu'ils surchargent leur estomac , sans s'embarrasser des suites.

Cette quantité d'alimens pris à la fois , sur-tout s'ils sont mal sains , ce qui n'est pas rare dans certaines contrées où ils abordent, cause à ceux qui ne digerent pas facilement, ou qui ont l'estomac foible , une colique d'indigestion : on connoîtra qu'une personne en est attaquée, si, après avoir beaucoup mangé, elle se plaint d'un mal-aise, & ressent des douleurs dans quelque partie du ventre ; ces douleurs ne font pas toujours fixes dans le même endroit, & il eſt rare qu'elles produiſent la fiévre : cependant ceux qui en font attaqués, font ſujets à des tournoyemens de tête, ont des rapports aigres, ou qui fentent les œufs pourris, & des envies de vomir.

Pour remédier à de pareils accidens, il faut aider la nature à fe débarraſſer de ce qui l'incommode ; on y parviendra par une abondante boiſſon d'eau chaude : fi le vomiſſement ou la diarrhée fuccedent à la boiſſon, les malades font bientôt guéris ; mais fi l'eſtomac ou les inteſtins ne fe débouchent pas, il faut les folliciter par quelques lavemens. Voyez la formule (N°. 11).

Souvent quand les matieres nuiſibles qui occaſionnent les douleurs, ne font pas abondantes, les malades guériſſent fans éprouver aucune évacuation, & par la feule boiſſon d'eau tiéde qui détrempe

& noye, pour ainſi dire, ce qu'elles ont d'irritant : enfin ſi après le vomiſſement ou la diarrhée, les malades ont encore mauvaiſe bouche, & des renvois d'œufs pourris, ils prendront à jeun pendant quelques matins une priſe de la poudre (N°. 23) dans du bouillon ou du thé, ou une infuſion d'une dragme de rhubarbe dans un verre d'eau; ils boiront en même-tems beaucoup de limonade, & ne prendront aucun aliment ſolide, juſques à ce que leur eſtomac ſoit bien rétabli, autrement ils riſqueroient une nouvelle attaque de colique.

Une autre eſpece de colique qu'on appelle venteuſe, s'unit ſouvent à la colique d'indigeſtion, & la rend plus douloureuſe. On reconnoît cet accident à la tenſion du ventre, qui eſt produite par les vents qui y ſont renfermés; il eſt alors gros & inégal, ſans être pourtant dur, & les vents qui ſe portent tantôt dans une partie, tantôt dans une autre, caufent les tranchées que les malades fouffrent de tems en tems : on enteñd même un certain bruit , ou des grouillemens dans leur inteſtins ; ils fe trouvent mieux, quand on leur frote l'endroit douloureux, quand ils remuent , quand on leur applique quelque chofe de chaud fur cette partie : enfin s'ils rendent quelques vents par haut ou par bas , ils font encore plus foulagés.

Les mêmes remedes qui guériffent la colique d'indigeſtion, doivent être mis en ufage pour la colique venteufe ; il fuffira feulement d'ajouter aux lavemens qu'on donne pour cette derniere , une poignée de fleurs de camomille : la boiffon des malades fera compofée de l'infufion de cette même plante en guife de thé, & on leur fera des fomentations fur tout le ventre avec la même décoction des lavemens.

Les Marins font encore fujets à une autre efpece de colique, qu'on appelle colique humide, ou colique après le froid : ils font plus fouvent attaqués de cette efpece, que d'aucune autre, parce qu'ils fouffrent des froids violens aux pieds, occafionnés par l'humidité dans laquelle ces parties font prefque toujours.

Pour guérir cette efpece de colique, on fera des frictions avec des ferviettes chaudes aux jambes & aux pieds de ceux qui en font attaqués : on expofera ces mêmes parties, pendant un certain tems, à la vapeur de l'eau bouillante; on les trempera même dans l'eau chaude pendant l'efpace d'une heure : après quoi on tranfportera les malades dans un lit bien baffiné, & on les fera boire abondamment d'une légere infufion de fleurs de camomille, ou de fureau, en guife de thé. Si ces remedes procurent un peu de fueur, & fur-tout aux jambes, les malades feront bientôt guéris : si au contraire les douleurs continuent, malgré l'usage de ces remedes & de fréquens lavemens, la fiévre se met bientôt de la partie : il faut alors recourir à la saignée, & la réitérer deux ou trois fois, selon la violence des douleurs & de la fiévre.

Après que les saignées auront désempli les vaisseaux, on mettra les malades dans un bain d'eau tiéde jusques à la ceinture; ce qui suffira ordinairement pour obtenir la guérison. Il est rare que de pareils secours ne calment pas la fiévre & la colique, & qu'on soit obligé de recourir aux préparations d'opium : on ne doit jamais employer ces remedes dans les commencemens; & s'il est des cas où ils puissent convenir, ce n'est qu'après qu'on a tenté tous les autres inutilement : on ne doit même les donner qu'après avoir fait précéder les faignées ; autrement ils pourroient faire plus de mal que de bien. Voyez les formules (31 & 32). La potion du (N°. 32) doit fe prendre dans deux dofes, à fix heures d'intervalle l'une de l'autre : on fera même mieux, en la donnant à cuillerée, d'un quart d'heure à l'autre.

Avant que de finir ce Chapitre, je crois devoir prévenir les Marins fur les dangers auxquels ils s'expofent, en donnant à ceux qui font tourmentés de colique, fans examiner quelle en eft la caufe & d'où elle peut provenir, certains remedes qui font prefque meurtriers, tels que l'eau de-vie avec le poivre, une quantité de vin chaud avec du fucre & de noix mufcade rapée, enfin toutes fortes de liqueurs fpiritueufes : il eft certain que ces boiffons, qui dans le fond ne peuvent produire un grand bien, peuvent faire beaucoup de mal, rendre mortelle une colique qui auroit été sans danger, en produisant dans l'estomac ou les intestins, une véritable inflammation, qui est bientôt suivie de la gangréne de ces parties, & de la mort.

On ne doit non plus dans aucune espece de colique, quand il y a vomissement ou diarrhée, donner des remedes capables d'arrêter les évacuations, tels que la Thériaque, le Diascordium, l'Orviétan, que la plûpart des Matelots achettent des Bâteleurs, & prennent imprudemment dans ces sortes d'occasions. Tous les Praticiens conseillent au contraire de favoriser ces évacuations par une ample boisson de ptisanne, ou de quelqu'autre liqueur rafraîchissante, comme la limonade, ou à son défaut, l'eau pure avec un peu de vinaigre : ces liqueurs lavent l'estomac & les intestins, les nettoyent de toutes les matieres cor-

rompues, & font ceſſer ces évacuations, en ôtant leur cauſe.

Enfin je penſe qu'on peut aiſément guérir toutes ſortes de coliques avec les ſeuls remedes que
j'ai indiqués, qui ſont les fréquens lavemens, l'ample boiſſon
d'eau chaude, de limonade, ou de
quelque décoction théiforme des
fleurs de ſureau, de camomille;
les fomentations de même nature
que les lavemens, appliquées chaudement ſur le ventre; la ſaignée
qui paroît indiſpenſable, lorſque
les douleurs ſont violentes & accompagnées de fiévre; enfin les
bains des pieds, des jambes &
juſques à la ceinture.

CHAPITRE

CHAPITRE IX.

Du Cholera-Morbus, ou Trousse-galant.

LE *cholera-morbus*, ou trousse-galant, est une évacuation très-abondante & douloureuse qui se fait par les selles & par le vomissement.

Cette maladie est occasionnée par une bile extrêmement âcre, qui picote en même-tems l'estomac & les intestins ; il n'est donc pas surprenant que les Marins qui ne se nourrissent que d'alimens salés & fumés, y soient fort sujets.

La maladie commence par des foiblesses, un grand abattement de forces & de légeres douleurs dans le ventre : ensuite il survient des évacuations abondantes par haut & par bas ; les matieres sont jaunes, vertes, brunes, blanchâtres, enfin de toute couleur.

A mesure que les évacuations

E

augmentent, les douleurs deviennent plus fortes : la fiévre se met bientôt de la partie ; le pouls qui dans le commencement étoit fort & dur, s'affoiblit peu-à-peu ; enfin si la maladie dure un certain tems, les malades ressentent des crampes douloureuses dans les bras & dans les jambes : à ces accidens succedent le hocquet, les convulsions ; les extrémités se réfroidissent, & ils meurent.

Cette maladie, qui est extrêmement violente, n'est pourtant dangereuse qu'autant qu'on la néglige : pour la guérir, il faut, pour ainsi dire, noyer l'âcreté de la bile par une grande quantité de boisson adoucissante & tant soit peu acide, comme la limonade, l'eau pure avec un peu de vinaigre, les ptisannes de ris, d'orge, le pain lavé, & sur-tout celle du (N°. 18). On donnera aux malades de fréquens lavemens avec les mêmes ptisannes : on pourra même dans les com-

mencemens, si le pouls est dur &
plein, & que les malades soient
jeunes, robustes & sanguins, faire
une ou deux saignées.

Les demi-bains & les bains en-
tiers sont salutaires dans le *cholera-
morbus* : on doit donc y avoir recours, si l'on voit que les évacuations & les douleurs ne diminuent
pas par l'usage des boissons & des
lavemens indiqués.

On ne doit pas non plus négliger les fomentations, & il faut
observer de ne point employer
pendant les premiers jours les
préparations d'opium. Ces remedes
aigrissent le mal, au lieu de le
guérir ; ils arrêtent trop-tôt les
évacuations, & jettent souvent les
malades dans un état plus dangereux : on ne doit donc y avoir recours que quand tous les autres
remedes sont inutiles, & que
les évacuations sont trop abondantes ; il est même prudent de
ne les donner qu'à petite dose :

E ij

on se servira alors de la potion (N°. 31), dont les malades prendront une cuillerée d'un quart d'heure à l'autre.

Quand les malades doivent guérir, les douleurs & les évacuations diminuent peu-à-peu; ils sont moins altérés ; leur pouls, quoique vîte, devient réglé, & ils reposent un peu : on ne doit pas discontinuer alors l'usage des remedes, excepté celui de la potion (N°. 32), qu'on donnera dans de plus longs intervalles, comme de deux, ou de trois en trois heures ; on peut alors permettre l'usage des bouillons, & quand les douleurs & les évacuations seront tout-à-fait calmées , quelque soupe de semoule, de ris, & quelques œufs frais.

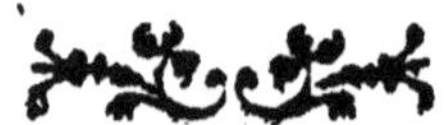

CHAPITRE X.

Des Maladies Vénériennes.

DE toutes les maladies qui peuvent affliger les Marins, il n'en est point de plus commune parmi eux que les maladies vénériennes : l'esprit de débauche dont la plûpart des gens de mer sont assez succeptibles ; le célibat forcé dans lequel ils vivent dans leurs Vaisseaux ; les attraits séducteurs des Sirenes enchanteresses qu'ils trouvent dans les Pays où ils abordent ; enfin les alimens échauffans & les liqueurs fortes dont ils font usage, toutes ces causes font qu'ils ne font pas plutôt arrivés dans un Port, qu'oubliant tous les dangers auxquels ils viennent d'échapper, ils s'exposent à de plus grands encore.

Bientôt, mais trop tard, on les voit se repentir de leur impru-

E iij

dence, & payer par de longues
souffrances un instant de plaisir ;
une maladie honteuse porte l'infection & la corruption dans leur
sang : arrivés chez eux, ils la transmettent dans leur famille, & la
font passer comme un funeste héri-
tage jusqu'à leurs derniers ne-
veux. Nous voyons dans nos Pays
maritimes de tristes exemples, &
les effets le plus malheureux de ce
virus héréditaire. Combien d'enfans écrouelleux, rachitiques &
impotens, sont la victime des dé-
bauches de leurs peres, & n'ont
reçu d'autre bien d'eux que ce
funeste présent.

Un Auteur fameux, à qui nous
sommes redevables de ce que nous
avons de meilleur sur les maladies
vénériennes, nous a voulu faire espérer que le virus qui en consti-
tue l'essence, transporté de l'Amérique dans notre continent, s'affoi-
bliroit avec le tems, à mesure
qu'il se disperse parmi toutes les

nations qui l'habitent, & s'anéan-
tiroit à la fin comme la lépre des
Arabes dont on n'entend plus parler aujourd'hui. Il seroit à souhaiter, pour le bonheur des hommes,
que sa prophétie s'accomplît : cependant si nous ne voyons pas arriver
tout le contraire, au moins il est
constant que ce virus est encore
presque si actif & aussi dangereux
qu'il étoit il y a deux cent cinquante
ans. Il attaque toujours avec la
même force les organes de notre
existence, & porte des marques
de destruction & de fureur, non
seulement dans les parties de la
génération, mais encore dans tout
le corps de ceux qui l'ont contracté.

L'histoire nous apprend, & les
Médecins qui vivoient dans le tems
que cette maladie a commencé à
être connue en Europe, nous assu-
rent qu'elle étoit fort commune
dans l'Isle Espagnole, aujourd'hui
Saint Domingue, & dans les autres

Antilles découvertes par Christophle Colomb & ses successeurs : les Matelots & les Soldats qui avoient suivi ces Capitaines, la contracterent en commerçant avec les femmes Américaines, & l'apporterent ensuite en Espagne, d'où elle s'est répandue dans toutes les parties du monde connu.

Certains nient l'authenticité de cette époque ; mais malgré tout ce qu'on peut dire pour & contre cette opinion, il n'est pas moins vrai que les maladies vénériennes existent. Il me reste donc à parler des moyens qu'on doit mettre en usage, non pour s'en préserver, car tout le monde les connoît, mais pour les guérir.

Comme on a usé successivement de différentes méthodes pour le traitement des maladies vénérien-nes, & qu'aujourd'hui même chacun a la sienne particuliere, je vais donner une idée des plus usitées, en commençant par les plus anciennés : je tacherai d'expofer fans prévention ce qu'on a trouvé de bon & de mauvais dans ces différentes méthodes, afin que les Marins puiffent avec connoiffance de caufe juger des raifons qui me déterminent à leur confeiller celle de Mr. le Baron de Van-Swieten, premier Médecin de Sa Majefté Impériale la Reine d'Hongrie, & à la préférer dans les Bâtimens à toutes les autres, qui ont auffi leurs avantages, mais qui font peu praticables fur mer.

Dans le commencement que les maladies vénériennes parurent en Europe, les Médecins furent fort embarraffés pour trouver des remedes à un mal fi nouveau pour eux ; & ce n'eft qu'avec bien de la peine & beaucoup de recherches, qu'ils parvinrent à foulager ceux qui en étoient attaqués : ils voulurent d'abord favoir de quelle façon on traitoit cette maladie dans les Pays où elle avoit pris naissance, & ils apprirent qu'on le faisoit avec succès avec la décoction du bois de gaïac.

Les succès de ce bois qui avoit mérité l'épithete de Saint, à cause des cures merveilleuses qu'il opéroit dans le Nouveau Monde, furent fort médiocres dans nos climats ; en vain pour augmenter sa vertu on lui associa dans la suite la squine, le salsafras, la salsepareille, racines & bois précieux qu'on apportoit à grands frais de l'Amérique & des Indes : l'expérience démontra bientôt que ces fameuses décoctions qu'on croyoit spécifiques, n'étoient bonnes tout au plus que pour pallier la maladie, & ne guérissoient pas radicalement : ainsi elles furent abandonnées aux Empiriques & aux Charlatans qui s'en servent encore aujourd'hui : ceux qui sont assez crédules pour se fier à eux, payent bientôt la faute de leur crédulité, & voyent renouveller dans quelques années la plûpart des symptomes véroliques, que ces décoctions n'ont fait disparoître que pour un tems.

Rebutés par tant de mauvais succès, après bien des travaux & des expériences, conduits par l'analogie & non par le hazard, comme quelques-uns le prétendent, les Médecins trouverent enfin dans le mercure un véritable spécifique pour les maladies vénériennes : à la vérité ce minéral qui avoit été regardé jusques alors comme un poison, fut d'abord condamné par plusieurs d'entre eux ; mais ses heureux succès le firent bientôt approuver par ceux-là même qui avoient été les plus ardens à le proscrire : ils s'en servirent eux-mêmes dans la suite avec le même succès.

Ce n'étoit pas assez d'avoir trouvé le véritable spécifique, il restoit encore à chercher la meilleure maniere de le préparer, & la méthode la plus sûre de l'administrer. Ce fut un nouveau sujet de dispute pour les Médecins : les uns étoient pour l'application extérieure , & vouloient le préparer de façon que pénétrant à travers les pores de la peau, il fût porté dans les vaisseaux pour circuler avec le sang ; les autres au contraire vouloient l'y faire parvenir par la voie de l'estomac , & le préparer de façon qu'on pût l'avaler sans danger. Dans cette intention, ils le décomposèrent par le moyen de la chymie, & le mêlerent avec une infinité d'ingrédiens qu'ils disoient propres à en augmenter la vertu : à cet effet chacun inventoit une nouvelle préparation qu'il vantoit au-dessus des autres , pour s'arroger à lui seul le traitement de cette maladie qui commençoit à s'éten-dre, & dont le traitement devenoit de jour en jour plus lucratif. C'est de cette source que sont sortis les différens précipités , les panacées, les turbiths, les sublimés, & cette

foule de préparations que des Charlatans, des Empiriques, & même
des Médecins renommés pronerent
autrefois, & vantent encore aujourd'hui comme autant de secrets qu'ils
ont inventés. Tous ces prétendus
secrets ne sont cependant dans le
fond que du mercure déguisé ou
associé avec d'autres drogues, qui
peut-être ne sont pas capables d'en
augmenter la vertu.

Parmi ces differentes préparations, il peut s'en trouver de bonnes, & même d'excellentes ; mais
à laquelle faudra-t-il donner la
préférence ? Doit-on croire les Empiriques & les Charlatans sur leur
parole, ou sur des certificats mendiés & achetés à prix d'argent ?
Non, les gens sensés ne se laissent
pas éblouir par ces fausses lueurs ;
ils veulent connoître le remede
qu'ils employent, & l'expérience
appuyée sur des principes les conduit dans la voie de la guérison.
Il faut qu'un remede soit connu

& conftaté par fes fuccès pour mériter leur approbation & leur confiance : ils ne la donneront pas affurement à ces prétendus fecrets, qui n'ont de vertu qu'entre les mains de ceux qui ont intérêt à les débiter.

Ceux qui étoient pour l'application extérieure, préparerent d'abord le mercure fous la forme d'un emplâtre, en le mêlant avec des graiffes, des réfines & des gommes : ils garniffoient de cet emplâtre plufieurs morceaux de linge qu'ils appliquoient, & dont ils couvroient certaines parties & même tout le corps, à l'exception du vifage, de la poitrine & du ventre ; mais les inconvéniens de ces emplâtres, la démangeaifon qu'ils occafionnoient, la falivation qu'ils excitoient & qu'on n'étoit pas maître d'arrêter quand on vouloit, firent bientôt abandonner cette méthode.

Ils crurent rencontrer moins

d'inconvéniens en préparant le
mercure fous la forme d'ongent,
& ils en firent des frictions fur
les mêmes parties où ils avoient
d'abord appliqué les emplâtres. Les
fuccès de ces frictions qui devin-
rent de jour en jour plus grands,
à mefure qu'on apprit à les gra-
duer, avoient rendu cette méthode prefque univerfelle ; c'eft
même la feule aujourd'hui qui
foit employée par le plus grand
nombre de ceux qui traitent les
maladies vénériennes , & qu'on
doive fuivre, lorfque le tems , le
lieu & les circonftances le permettent ; mais comme chaque
chofe a fon pour & fon contre ,
quoique tous les Praticiens conviennent que les frictions mercurielles fagement adminiftrées font
le meilleur moyen pour guérir radicalement toutes les maladies vénériennes , néanmoins on a trouvé
qu'elles ne font pas fans inconvénient. En effet , avec quelque

prudence qu'on les donne, on ne peut, dans certaines circonstances, prévenir ni obvier à des accidens redoutables, occasionnés par la salivation qu'elles procurent. Bien plus, certains ont regardé la salivation elle-même comme un des plus grands inconvéniens de la méthode des frictions : elle épuise, disent-ils, les malades, les fait souffrir cruellement, & les rend souvent sourds ou difformes.

Pour rendre la méthode des frictions plus parfaite & éviter de pareils inconvéniens, les uns ont cru qu'il suffisoit de mêler à l'onguent mercuriel avec lequel on les fait, une certaine quantité de camphre ; mais l'expérience a démontré le contraire.

D'autres ont cru parvenir au même but, en donnant à ceux qu'ils traitent, après un certain nombre de frictions, des purgatifs pour précipiter, comme ils disent, le mercure par les selles. Cette

maniere de traiter & les purgatifs réitérés ne font pas fans inconvénient ; chacun peut aifément
le comprendre.

D'autres enfin ont cru qu'il fuffi-
foit, pour guérir les maladies vénériennes, d'introduire dans le fang,
par le moyen des frictions, une
certaine quantité de mercure qui
fût fuffifante pour détruire le virus
vérolique, & qui cependant ne fut
pas affez forte pour produire la
falivation : à cet effet ils met-
toient un certain intervalle de
tems entre chaque friction ; ils
les fufpendoient même, dès qu'ils
voyoient la moindre apparence de
falivation : ils ont appellé cette
maniere d'adminiftrer les frictions,
traitement par extinction. Une pareille méthode auroit dû, & a
effectivement pendant un certain
tems acquis la préférence fur toutes les autres ; mais la longueur &
la durée du traitement, fon infuf-
fifance reconnue dans plufieurs oc-

casions, l'ont faite abandonner par le plus grand nombre des Praticiens.

Il me reste à parler des sufumigations mercurielles avec le cinnabre, qu'un Provençal qui se transporta à Paris, proposa comme le moyen le plus court, le plus facile & le plus sûr pour guérir les maladies vénériennes. La Faculté de Médecine de cette Capitale, soigneuse de saisir tout ce qui peut augmenter, ou rendre plus faciles les moyens tendans à la conservation de l'espece humaine, nomma des Commissaires qui examinerent les malades qui furent traités par cette méthode : leur rapport fut, qu'elles n'étoient pas suffisantes pour guérir tous les symptomes véroliques, ni assez sûres pour être employées dans tous les cas, d'autant plus qu'elles étoient sujettes à de plus grands inconvéniens que les frictions, auxquelles par conséquent elles ne pourroient être préférées; ainsi elles furent proscrites, & reservées seulement pour certains cas où elles peuvent convenir.

Je ne dois pas non plus passer sous silence les dragées du sieur Keiser, qui depuis deux ou trois ans font beaucoup de bruit. Sa Majesté toujours prête à accueillir favorablement tout ce qui intéresse la santé de ses sujets, l'a gratifié d'une pension de dix mille livres pour la composition de ses dragées. Il seroit à souhaiter que cette préparation fût publique, afin que les malades qui en usent, connussent la qualité du remede qu'ils prennent, & que les personnes de l'art qui les conduisent, pussent trouver des moyens pour le rendre moins nuisible à l'estomac : il est certain qu'alors ils en retireroient plus de fruit qu'ils n'en ont retiré jusques aujourd'hui.

Quelle est donc la préparation mercurielle capable de guérir toutes les maladies vénériennes sûrement, promptement & agréablement ? Je dois à Mr. le Baron de Van-Swieten, premier Médecin de Sa Majesté Impériale la Reine d'Hongrie, la connoissance de ce précieux spécifique.

Ce n'est pas l'autorité prépondérante de cet homme illustre dans l'art de guérir, mais les heureux succès du remede éprouvé sur toutes sortes de personnes sans le moindre inconvénient, qui rendront son usage mémorable dans les siécles à venir. C'est en vain que des personnes intéressées à le proscrire tachent d'inspirer de la défiance pour ce remede, & veulent faire accroire qu'il est dangereux : l'expérience démontre chaque jour le contraire ; & j'ose avancer que parmi le nombre de ceux qui le condamnent, il n'en est, pour ainsi dire, aucun qui l'ait mis en usage : c'est donc une prévention mal fondée de leur part, & qui seroit à peine tolérable dans les personnes qui ne sont pas de l'art. Je veux pourtant croire, pour leur honneur, que la passion & l'intérêt ont peu de part à ce qu'ils disent ; qu'ils n'ont en vue que le bien public, & qu'ils abandonne-roient volontiers la méthode des frictions, quoique plus lucrative, si on pouvoit leur prouver que l'usage du sublimé n'est point dange-reux ; mais il seroit difficile de les convaincre, car en fait de pratique le raisonnement sert de peu. Qu'ils mettent donc la main à l'œuvre au lieu de disputer, qu'ils traitent des véroles avec le sublimé, & s'ils trouvent que ce remede est dan-gereux en France, & qu'il n'a, comme ils le disent, des succès qu'en Allemagne entre les mains des Médecins les plus expérimen-tés de ces contrées, je l'abandon-nerai volontiers ; mais en attendant qu'ils souffrent que ceux que la passion ou l'intérêt ne guident pas, publient les bons effets de ce remede. Quant à moi qui crois être de ce nombre, j'ose les assurer que je m'en sers journellement avec le plus grand succès : c'est pour cette raison que je le conseille aux Marins de préférence à tous les autres, & cela avec d'autant plus de confiance, que dans les cas ou dans les saisons où ils ne pourront le prendre méthodiquement, pour obtenir par son usage une guérison radicale, ils ne risqueront rien en l'employant comme palliatif ; car il attaque la cause du mal, dissipe la plus grande partie des symptomes, l'empêche d'empirer, & ne le fait pas changer de forme, comme plusieurs autres remedes tirés du mercure, dont plusieurs personnes de l'art se servent journellement, au grand détriment des pauvres Marins, qui se croyant guéris, parce qu'ils ont vu disparoître les symptomes véroliques, portent un germe d'infection dans leur sang, & le transmettent à leur postérité.

Je suis bien-aise seulement d'avertir les Marins, que le sublimé agit fort lentement, quand on s'expose au froid, & qu'il se porte alors facilement à la bouche : ils remédieront à ces inconvéniens, en se tenant bien couverts, & en discontinuant pour quelques jours l'usage du remede, s'ils éprouvent quelque chaleur, quelque picotement à la bouche, au gosier, quelque gonflement aux gencives, enfin s'ils apperçoivent la moindre marque de salivation.

Un plus long raisonnement seroit superflu ; il me reste à dire que, si l'expérience & la quantité de guérisons suffisent pour constater la bonté d'un remede, il n'en est point de meilleur & de plus sûr que celui que je propose. Mr. le Baron de Van-Swieten , & tous les grands Médecins d'Allemagne & d'Angleterre s'en servent aujourd'hui : ils ont guéri & guérissent journellement des milliers de personnes. Avant que de le conseiller

& de le donner aux autres, j'ai voulu l'éprouver sur moi-même, & j'en ai pris dans un seul jour une double dose, sans avoir ressenti la moindre incommodité ; depuis lors je l'ai donné à plus de deux cent personnes de tout âge & de tout sexe, sans qu'aucune ait éprouvé le moindre inconvénient.

On trouvera la méthode de préparer ce remede, & de l'administrer, à la formule du (N°. 33). Il opere ce que les ptisannes sudorifiques, les sufumigations, les frictions, & toutes les autres préparations mercurielles n'ont pu opérer. Il guérit facilement & sans gêne les maladies vénériennes récentes, avec gonorrhées, chancres, poulains : il guérit même les plus invétérées, avec exostose & carie ; enfin il détruit, fait fondre & disparoître, sans avoir recours au fer ni au feu, les hypersarcoses les plus considérables. Je pourrois en citer plusieurs exemple ſi la prudence ne s'y oppoſoit ; je me contenterai de celui qu'on trou-vera dans l'obſervation ſuivante : je le choiſis d'autant plus volon-tiers que la cure a été faite, pour ainſi dire, publiquement, & que la vérité pourroit en être atteſtée par plus de vingt perſonnes dignes de foi.

OBSERVATION.

Une jeune Demoiſelle, quelque tems après ſon mariage, reſſentit de grandes douleurs aux environs des parties de la génération ; ces douleurs étoient occaſionnées par une quantité de petits boutons, qui lui cauſoient une cuiſſon & un pico-tement inſupportables : ce fut l'ex-poſé du mari qui vint me conſulter à ce ſujet ; quant à moi qui ſavois à quoi m'en tenir, parce que je n'ignorois pas qu'il avoit eu, avant ſon mariage, deux bubons vénériens qu'il avoit fait traiter fort légé-rement, je lui expoſai mon doute.

F

Il répondit à toutes mes questions qu'il étoit parfaitement guéri, qu'il se portoit bien, & que la maladie de sa femme n'étoit qu'une dartre vive & douloureuse, occasionnée par la cessation de ses ordinaires. Je feignis de me rendre à son raisonnement, & en conséquence je lui préparai une pommade adoucissante ; mais le peu d'effet du remede & l'augmentation de la maladie obligerent la Demoiselle à m'envoyer chercher ; elle me découvrit même son mal en présence du mari : je connus alors que je ne m'étois pas trompé, car les prétendus boutons étoient autant de chancres véroliques, qui garnissoient tous les parties honteuses : je trouvai en outre sur la grande lévre du côté droit, une excroissance charnue, formée par l'assemblage d'un millier de crêtes. La grosseur de cette excroissance égaloit au moins un œuf de poule, & sa base étoit aussi large que la paume

de la main ; il en découloit continuellement une sanie si âcre, qu'elle
corrodoit les parties qu'elle tou-
choit, & donnoit naissance à de
nouveaux chancres qui s'étendoient
jusques au fondement. A cet aspect
effroyable, le mari n'osa plus dissi-
muler : il convint avec moi de
la qualité de la maladie, & se
soumit au même traitement que
son épouse.

Le mal connu, il étoit facile
de trouver le remede. Les spécifiques ne manquent pas dans cette
maladie : je proposai en conséquence les frictions mercurielles ;
mais elles furent trouvées impra-
ticables par certaines raisons de
convenance : d'ailleurs je savois
que, quoique par l'usage des frictions
je fusse assuré de détruire le vice
vérolique, je ne pouvois me flatter
de fondre cette monstrueuse hypersarcose, & qu'il me faudroit,
pour y parvenir, après l'usage des
frictions, recourir à l'instrument

tranchant ou à des cautérisations encore plus douloureuses : c'est pourquoi je me hazardai d'employer le remede (N°. 33), malgré l'état de grossesse avancée où se trouvoit la malade ; & cela d'autant plus volontiers, que je savois, par des expériences antérieures que par le moyen de ce remede je détruirois non seulement le vice vérolique, mais encore que je ferois fondre & disparoître la monstrueuse hypersarcose sans douleur, & sans avoir recours au fer, ni au feu. Je me reservai seulement en moi-même d'être circonspect sur les premieres doses du remede, que j'augmentai par dégré, & à mesure que je vis qu'elle n'en étoit du tout point incommodée ; enfin dans moins de quarante jours elle fut parfaitement guérie, sans avoir essuyé le moindre accident ; les chancres se dessécherent & tomberent par écailles, sans que

eusse appliqué dessus le moindre
onguent ; l'excroissance de chair
diminua, se fondit & disparut,
sans laisser le moindre vestige, à
ma grande satisfaction & à celle
de la malade, qui auroit mieux
aimé mourir, que de souffrir aucune application de fer, ni de feu
sur cette partie.

L'usage du remede (N°. 33)
suffit pour détruire tous le symptomes véroliques Ceux qui ont
une gonorrhée, des chancres, des
poulains, des crêtes, des fics,
guériront sans en employer d'autres particuliers. Si cependant les
chancres sont accompagnés de phi-
mosis ou de paraphimosis, & qu'à
la chaude-pisse se trouve jointe
une grande douleur & cuisson en
urinant, ce qui est fort ordinaire
dans les commencemens, on tachera de diminuer & de calmer
ces symptomes d'inflammation par
une ou deux saignées, par une
abondante boisson de la ptisanne

(N°. 34), à laquelle on ajoutera une dragme sel nitre sur chaque pinte, & par l'application des
fomentations émollientes (N°. 11)
sur toute la verge & sur le périnée,
on fera en même-tems tremper
pendant une heure, matin & soir,
la verge dans la même décoction
(N°. 11), dans du lait, si l'on
peut s'en procurer, ou dans l'eau
végéto-minérale (N°. 35) : on
continuera ces petits remedes jusques à ce que la douleur & l'inflammation soient calmées, en
même-tems qu'on usera de celui
du (N°. 33) qui en accélérera
les bons effets.

Ceux qui ont des bubons vénériens ou des poulains, n'ont besoin
d'y appliquer dessus aucune sorte
d'emplâtres ; ils se fondront bientôt
par l'usage du remede, à moins
qu'on n'eût commencé à le prendre
dans le tems où la suppuration de ces
tumeurs est déja fort avancée : dans
ce cas, on se servira des cataplas-

mes (N°. 36 ou 37) qu'on appliquera fur les poulains, & qu'on renouvellera deux fois par jour, jufques à ce qu'ils ayent percé d'eux-mêmes ; alors on les couvrira de l'emplâtre (N°. 47), qu'on continuera jufques à guérifon.

On ne doit non plus appliquer fur les chancres qui font à découvert, aucun onguent, ni les bruler avec le vitriol ou la pierre infernale : on fe contentera de les laver tous les jours avec l'eau chaude ; & pour empêcher que le frotement contre la chemife ou les linges ne les irritent & occafionnent des douleurs, on les couvrira avec un morceau de linge garni légérement de l'emplâtre (N°. 47) : on les verra bientôt fe deffécher & tomber par écailles.

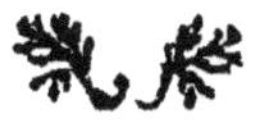

CHAPITRE XI.

De la Peste.

DE toutes les maladies qui affligent les hommes, il n'y en a point de plus cruelle & de plus dangereuse que la peste ; les Marins, & sur-tout ceux qui fréquentent les mers du Levant, y sont malheureusement fort exposés. Au seul nom de peste chacun tremble & frémit d'horreur. A peine cette maladie est soupçonnée dans quelque endroit, que la tristesse, le chagrin, la consternation, le découragement & la crainte de la mort saisissent tous les esprits ; ces passions naissent du préjugé dans lequel sont la plûpart : ils s'imaginent que des atomes invisibles, subtils & pénétrans, qu'on appelle miasmes pestilentiels, environnent de toutes parts les pestiférés, qu'ils s'attachent & s'accrochent à tous ceux qui les approchent, & leur communiquent la peste; enfin que cette maladie est au dessus de la force des remedes.

Rien n'est si contraire aux principes de l'humanité, & plus nuisible à la société, que de pareils préjugés : cette fatale prévention fait mourir plus de pestiférés que la peste elle-même ; elle rompt les liens les plus sacrés de la société civile, & même de la parenté, & elle est cause qu'on abandonne les pestiférés. Je conviens qu'on peut & qu'on doit même prendre certaines précautions pour éviter ce qu'on appelle contagion, mais il ne faut pas les outrer ; & si la prudence nous engage à en prendre, la religion & l'humanité nous obligent à donner aux pestiférés certains secours, que nous ferions bien-aises qu'ils nous donnassent, si nous étions à leur place.

Pour engager le Marins à moins de crainte, & en même-tems pour

F v

donner plus de fécurité, de courage & de fermeté à ceux qui
malheureufement fe trouveront
dans des pays attaqués de pefte,
j'ai à leur obferver que fi les miaf-
mes peftilentiels s'attachoient, s'ac-
crochoient auffi facilement, & com-
muniquoient la pefte à ceux qui
approchent des peftiférés, on ne
verroit aucune perfonne exempte
de cette maladie dans la plûpart
des Villes du Levant où elle eft
fort fréquente, & où les peftiférés
vivent pêle-mêle avec ceux qui
ne le font pas ; cependant plufieurs d'entr'eux n'en font point
attaqués. Cette maladie n'eft pas
non plus au deffus de la force des
remedes ; car le tiers au moins
de ceux qui en font attaqués, dans
ces mêmes Villes du Levant, en
échappent, quoiqu'ils n'en fuffent
aucun : que feroit-ce donc, fi on
leur adminiftroit ceux qui font
convenables ?

Il y a lieu de croire que la pefte

ne se communique pas aussi facilement qu'on se l'imagine, & qu'elle n'attaque que ceux qui ont le sang disposé à la recevoir ; ce qu'elle a de commun avec les autres especes de fiévres malignes , qu'on voit regner périodiquement dans certaines Provinces , dans certaines Villes de France, & que cependant l'on ne craint pas tant que la peste.

Bien plus, si la communication de la peste se faisoit par la voie de la transpiration des pestiférés ; si la plus petite parcelle du venin qui exhale de leur corps se conservant cachée dans les hardes, dans certaines marchandises , étoit capable, étant mise à découvert , de se communiquer , d'augmenter , & en se perpétuant de donner la peste à une personne , à une Ville , à un Royaume , enfin à tout le monde entier , ce qui paroît incompréhensible : si cela étoit , disje , la communication & la multiplication de cette maladie seroient incroyables & extraordinaires. Toutes les Villes de Turquie, toutes les Provinces, les Royaumes de l'Afie & de l'Afrique, qui commercent ensemble fans précaution, seroient continuellement & en même-tems infectés de peste ; ce qui n'est pas, quoique, après chaque attaque de peste, il reste toujours dans chaque endroit des meubles, des hardes & des marchandises qui avoient approché des peftiférés, qu'on n'a pas ensuite exposé à l'air, & qui cependant ne communiquent plus la peste : car une fois passée, elle ne revient que dans un certain tems réglé. A Seyde, par exemple, & dans plusieurs autres Villes de Syrie, la peste ne prend que de treize en treize ans ; il est même rare qu'elle recule ou qu'elle dévance ce terme d'une année ou deux. Dans d'autres Provinces de la Turquie, elle ne regne que pendant certaines

saisons de l'année, cesse tout-à-
fait, & ne se communique plus
dès que la Saint Jean du mois de
Juin est venue, tellement que c'est
un proverbe trivial en langue mo-
resque, à Alexandrie & dans toute
l'Egypte : *San Jan venir, gandouslou
andar.*

D'où vient donc ce retour pé-
riodique de la peste en Syrie, &
la cessation subite de cette maladie en Egypte après la Saint Jean ?
Ne reste-t-il plus de miasmes pestilentiels dans ces différens pays
attachés aux meubles, aux habits
& aux marchandises de ceux qui
étoient infectés de la peste ? c'est
ce qu'on n'osera dire.

Enfin j'ai observé plus d'une fois
que certaines Villes étoient infec-
tées de peste, tandis que les Villages voisins dont les habitans ve-
noient chaque jour vendre, acheter des denrées & des marchandises dans les mêmes Villes, en
étoient exempts : j'ai encore ob-

fervé que les mêmes Villages, plufieurs années après, étoient infectés de pefte, tandis qu'on n'en en-
tendoit parler de long-tems dans
les Villes circonvoifines.

Si les Marins veulent bien faire
attention à ce que je viens de dire,
ils ne feront plus tant faifis d'horreur & de crainte, au feul nom
de pefte & de contagion; ils regar-
deront cette maladie avec le même
fang froid qu'ils envifagent les autres efpeces de fiévres malignes,
qui néanmoins font quelquefois
auffi dangereufes que la pefte:
enfin ils donneront fraternellement
aux peftiférés les fecours dont ils
pourront avoir befoin à leur tour.

Qu'on ne croye pas cependant
que je fois affez indifcret pour
blâmer ou défaprouver les précautions & les regles qu'une fage police a établi en France, & fait
fcrupuleufement obferver dans la
quarantaine des Bâtimens qui viennent du Levant; l'expérience et

a démontré l'utilité & la nécessité.

Je n'ai garde non plus de condamner ceux qui se trouvant dans des Pays pestiférés, prennent des précautions pour se garantir de la contagion : je serai le premier à leur indiquer celles qu'ils doivent prendre ; car mon avis n'est pas que la peste ne se communique pas : j'ose seulement présumer qu'elle ne le fait pas aussi facilement qu'on se l'imagine, & croire que si on a le malheur d'en être attaqué, on peut en guérir, comme de toutes les autres maladies, par le moyen des remedes qui lui sont propres.

Les précautions que les Marins doivent prendre, quand ils se trouvent dans un Pays attaqué de peste, consistent 1°. à ne point communiquer avec les pestiférés, ni avec ceux qui en approchent sans nécessité ; 2°. à faire tous leurs efforts pour dissiper la terreur & la crainte : il est certain que ces passions sont nuisibles, bouleversent le sang, le

difposent à recevoir plus facilement le venin peftilentiel, & rendent cette maladie , pour ainfi
dire, mortelle. 3°. Ils éviteront
tout excès dans le boire & dans le
manger, & ne vivront que d'alimens faciles à digérer. 4°. Ils fu-
meront une pipe le matin à jeun,
& autant après chaque repas ;
après chaque pipe ils boiront un
gobelet d'eau avec lequel ils mêleront une cuillerée à café du remede (N°. 40). La fumée du
tabac eft un fort bon préfervatif
contre la pefte, je ne crois pas
qu'il foit beaucoup néceffaire de
la recommander aux Marins ; ils
font la plûpart dans l'habitude de
fumer : ceux qui ne l'ont pas, la
prendront aifément, quand ils fau-
ront à quoi elle eft bonne. 5°. Ils
fe parfumeront chaque jour avec
la fumée des bayes de genievre,
dont ils jetteront une pincée en
poudre fur un rechaud plein de
braife , ou avec une cuillerée à

café du remede (N°. 40) qu'ils jetteront sur une pêle rougie au feu. 6°. Ils se gargariseront souvent avec le même remede mêlé avec l'eau, & ils mâcheront continuellement un morceau de racine d'angélique. J'espere qu'avec de pareilles précautions ils se garantiront aisément de la peste.

Si cependant malgré toutes ces précautions, ou pour les avoir négligées, quelque Marin se trouvoit attaqué de la peste, on reconnoîtroit facilement cette maladie, dont les symptomes sont à-peu-près les mêmes que ceux des fiévres malignes, mais seulement un peu plus violens, (voyez le Chapitre des fiévres malignes) : on le sépareroit tout de suite du reste de l'Equipage, pour le placer dans un endroit un peu aëré, où il fût tant seulement à l'abri du froid & du soleil, & on le traiteroit selon la méthode suivante.

Tous ceux qui ont écrit sur la peste, ou qui ont eu occasion de traiter les pestiférés, conviennent qu'il y a peu de cas dans cette maladie où la saignée soit nécessaire : on ne doit donc mettre ce remede en usage que dans le cas où une grosse fievre, la dureté du pouls, la rougeur du visage, un violent mal de tête, enfin le danger éminent de quelque inflammation au cerveau, à la poitrine, au foie ou toute autre partie du ventre, sembleront l'indiquer : on peut alors la pratiquer sans danger, & elle sera très-profitable ; sur-tout si le malade est jeune, robuste, d'un bon tempérament, & qu'on lui administre en même-tems les autres remedes convenables ; mais ces cas exceptés, la saignée fait plus de mal que de bien, diminue les forces des malades qui ne sont déja que trop affoiblis, & ouvre une porte aux matieres pestilentielles, qui peuvent être encore dans l'eſtomac ou les inteſtins, d'où elles ſe portent dans le ſang qui n'en eſt déja que trop infecté.

Les vomitifs ſont les remedes les plus efficaces qu'on puiſſe employer dans cette maladie : on doit donc les mettre en uſage dès le troiſieme & même dès le ſecond jour de la maladie , après avoir detrempé les matieres qui ſont dans l'eſtomac & les inteſtins par une abondante boiſſon de limonade ou d'eau mêlée avec du vinaigre : ces remedes évacuent les matieres nuiſibles que la boiſſon a détrempé ; les ſecouſſes & les ébranlemens qu'ils occaſionnent, mettent tous les viſceres en jeu, augmentent leur reſſort & en expriment les glaires, la bile corrompue, & les autres humeurs viciées dont ils ſont gorgés. Ces embarras une fois détruits, la circulation ſe fait plus aiſément, le pouls ſe ranime, le mouvement inteſtinal eſt plus libre ; & par ce conduit tortueux, comme par un égoût ſalutaire que la nature nous a donné pour chaſſer ce qu'il y a de ſuperflu & de nuiſible dans notre corps, les matieres morbifiques ſont portées au dehors, font place à de nouvelles dont le ſang ſe dépouille, elles s'y accumulent & ſont enſuite vuidées plus facilement par cette même voie.

Parmi les différens vomitifs qu'on peut employer, l'hypécacuana mérite la préférence : voyez la formule du (N°. 22). Cette racine, après avoir fait vomir, fortifie par une douce aſtriction les parties ſur leſquelles il agit ; c'eſt pour cette raiſon qu'on le préfere au tartre émétique dans toutes les maladies où il s'agit d'évacuer & de fortifier en même-tems, ou d'arrêter certaines évacuations par les ſelles ou le vomiſſement, qui affoibliſſent les malades ſans les foulager, & qui font préfumer une abondance de matieres glaireufes & tenaces dans les premieres voies.

Au refte, on ne doit point donner le remede (N°. 22) quand le pouls eft dur & plein, la fiévre violente, en un mot, quand il y des fignes qui indiquent que la faignée eft néceffaire ; il faut alors la pratiquer, & n'employer le vomitif que quand on aura par fon moyen défempli les vaiffeaux & ramolli le pouls : il fera même plus prudent alors de donner à la place du vomitif, la potion (N°. 26), dont on donnera une cuillerée d'un quart d'heure à l'autre.

Dans le cas où l'on fe fera fervi du vomitif, & après qu'il aura débarraffé l'eftomac, on aura recours aux purgatifs : on les employera de deux jours l'un pendant tout le cours de la maladie, & toutes les fois qu'une bouclie amere & pâteufe, des borborifmes

& des grouillemens dans les inteftins feront comprendre qu'il
eft néceffaire de les débarraffer des
groffes matieres qu'ils contiennent,
parmi les purgatifs on choifira les
plus doux : voyez les formules
(N°. 20 & 39). On aidera leur
action par le moyen de deux lavemens qu'on donnera chaque jour
avec la décoction (N°. 11), &
les jours d'intervalle qui feront entre les purgations, on donnera de
quatre en quatre heures une prife
du remede (N°. 13).

Si le ventre fe trouvoit tendu
& douloureux, & qu'on craignît
de fe fervir des purgatifs, on feroit
des fomentations fur cette partie
avec la décoction (N°. 11), &
on leur fubftitueroit le remede
(N°. 23) ou celui du (N°. 24):
s'il y avoit diarrhée, on donneroit trois prifes de l'un de ces remedes chaque jour, à trois heures
de diftance l'une de l'autre, &
deux heures après chaque prife

une cuillerée de la potion (N°.25); enfin on se comporteroit pendant tout le reste de la maladie comme il a été dit dans le Chapitre des Fièvres malignes, auquel je renvoye pour éviter des répétitions inutiles.

Je suis bien-aise pourtant d'avertir les Marins que les cordiaux, les alexiteres & tous les autres remedes que plusieurs vantent comme spécifiques pour chasser le venin de la peste, ne conviennent pas toujours, ni dans tous les tems de cette maladie : on ne doit même se servir des cordiaux que dans les cas où, malgré les vomitifs qu'on a déja employés, le pouls cependant ne peut se développer, qu'il est petit, foible, concentré, & que les malades ont des fréquentes défaillances : on peut alors y avoir recours, & avoir l'attention de n'employer que les plus simples, tel que celui du (N°. 41). Si pendant le cours de la maladie les mêmes symptomes subsistent, on pourra continuer l'usage de ce cordial, & en donner une cuillerée tous les quarts d'heure. Si ce remede procure quelque transpiration aux malades, ou la sueur, on aidera ces évacuations, qui quelquefois sont critiques & salutaires, en y ajoutant quelques absorbans, c'est-à-dire, en substituant au cordial simple ci-dessus, celui du (N°. 42) qui est plus composé, & qui convient très-fort dans de pareilles circonstances. Enfin, pour tout le reste, comme je l'ai déja dit, on se comportera de la même façon qu'il a été indiqué dans le Chapitre des Fiévres malignes, qui ont quelquefois des symptomes aussi dangereux que la peste. C'est pour la même raison qu'on suivra les mêmes regles pour l'application des vésicatoires, dans les cas où ils seront indiqués ; ce qui arrive fort fréquemment. Ce remede est un de ceux sur lesquels on doit le plus

compter,

compter, quand le pouls est concentré & ne veut pas se relever :
plusieurs même conseillent d'en
appliquer, dès le commencement
de la maladie, deux emplâtres
aux gras des jambes, & même sur
les bubons, s'il en paroît quelqu'un, dans la vue d'attirer au
dehors le venin pestilentiel ; &
certes je serois volontiers de leur
avis, & voudrois en même tems
qu'on rejettât tous les cordiaux,
& que dans les occasions où ils
sont indiqués, on se servît, à leur
place, de bon vin pur, dont on
donneroit une cuillerée aux malades tous les quarts d'heure : on
pourroit même alors leur en faire
user pour boisson ordinaire, pourvû qu'on eût l'attention de le bien
tempérer.

La diéte doit être très-sévere
dans la peste : on donnera fort
peu de bouillon pendant les premiers jours, & ils seront fort légers & exactement dégraissés ; on

exprimera dans chaque prise la moitié d'un citron, ou une cuillerée du suc de ce fruit. La boisson ordinaire des malades sera la limonade, ou l'eau pure mêlée avec un peu du vinaigre (N°. 40), ou du vinaigre ordinaire.

La fiévre pestilentielle se termine ordinairement par des bubons, par des charbons, ou, pour mieux dire, ces divers accidens sont des symptomes presque inséparables de cette maladie. Les bubons ne sont point dangereux, lorsqu'ils poussent, meurissent, & viennent promptement en suppuration; mais lorsqu'ils rentrent, s'endurcissent, deviennent charbonneux, ou sont entourés d'un cercle livide, ce sont autant de signes qui annoncent le plus souvent une mort prochaine.

Pour mener à suppuration les bubons pestilentiels, on se servira successivement des cataplasmes (N°. 37 & 38) : quelquesdns se servent, à la place du dernier, de fiente humaine. Il est vrai qu'un pareil cataplasme, outre qu'il cause beaucoup de douleur, est fort mal propre ; mais que ne fait-on pas pour guérir ? Il faut se hâter d'ouvrir les bubons pestilentiels, dès qu'on appercevra la moindre marque de suppuration : le plus grand nombre préfere pour cela faire, à l'instrument tranchant, le cautere potentiel ; voyez en ce cas le Chapitre IX de la seconde Partie. On détachera avec la pointe des ciseaux l'escarre que le cautere aura fait, & on pansera le bubon avec le digestif (N°. 45) : si ses bords sont pourris & menacent de gangréne, on se servira de celui du (N°. 46), pardessus lequel on appliquera une compresse trempée dans la décoction (N°. 44). Ce remede résiste à la pourriture & arrête les progrès de la gangréne. Dès qu'elle sera fixée, que les bords

du bubon commenceront à se détacher, & que le fond de l'ulcere
commencera à se déterger, on
abandonnera l'usage de ce digestif,
pour se servir de l'onguent (N°.55);
on en garnira un plumaceau, par-
dessus lequel on mettra un morceau de linge couvert de l'emplâtre (N°. 47); on continuera ce
pansement jusques à ce que les
chairs commencent à croître & devenir vermeilles : alors on substituera à l'onguent (N°. 55) le
baume (N°. 48), & dès que la
cicatrice commencera à se former,
on abandonnera l'usage de tous ces
remedes, pour ne se servir que de
l'emplâtre, par dessous lequel on
appliquera un plumaceau de charpie seche; ce qu'on continuera jusques à guérison.

Les charbons sont de petites tumeurs fort peu relevées, avec chaleur & rougeur, accompagnées
d'une rougeur éclatante; il se forme sur leur surface une ou plusieurs

ampoules qui font remplies d'une féroſité rouſſâtre, & entourées d'un cercle livide & cendré. Si ces tumeurs s'affaiſſent & ne ſe relevent plus, c'eſt un très-mauvais ſigne. Les charbons en général ſont très-dangereux : il peut en ſurvenir dans toutes les parties du corps ; mais ceux qui ſont fort grands, & qui viennent ſur la poitrine & aux environs du cœur, ſont ordinairement mortels.

Dès que les charbons commencent à paroître, on doit y appliquer deſſus la pierre à cautere, & même, ſi le cas eſt preſſant, un fer rougi au feu : voyez le Chapitre IX de la ſeconde Partie ; on détachera enſuite avec la pointe des ciſeaux l'eſcarre juſques au vif, & on panſera la plaie qui en réſultera, ou l'ulcere, comme il a été dit au ſujet des bubons.

CHAPITRE XII.

Des Fiévres qui regnent dans les Colonies Françoises, à Saint-Domingue, à la Martinique & aux autres Isles Antilles.

J'avois résolu de traiter au long des maladies qui attaquent les Européens qui naviguent aux Isles de l'Amérique, & sur-tout à celles de Saint-Domingue, de la Martinique, de la Guadaloupe & des autres Antilles. J'avois même déja recueilli diverses observations, & beaucoup travaillé sur les mémoires que m'avoient fourni plusieurs personnes de l'art, qui ont fait divers voyages dans ces Isles : en combinant leur pratique avec la mienne, j'avois taché de former une méthode sûre & facile qui pût servir de regle & de guide aux Chirurgiens qui font pour la premiere fois ces voyages ; mais un ouvrage complet fur cette matiere, imprimé à Paris chez Cavelier en l'année 1763, & qui a pour titre, *Traité des Fiévres de l'Ifle Saint-Domingue*, par Mr. Defperrieres, m'a difpenfé de faire de nouvelles recherches.

Cependant comme il peut arriver que ce Livre ne foit pas encore parvenu à la connoiffance de la plûpart des Chirurgiens naviguans, ou qu'ils ne foient pas à même de fe le procurer, j'ai penfé qu'il ne feroit pas hors de propos de leur communiquer l'extrait de cet ouvrage, tel qu'on le trouve dans le Journal de Médecine du mois d'Octobre de la même année ; ceux qui ne fe contenteront pas de l'extrait, pourront avoir recours à l'original.

„ Mr. Defperriere publie dans „ fon ouvrage les obfervations qu'il „ a faites pendant un féjour de „ plufieurs années dans l'Ifle de St. „ Domingue, fur la nature & le

„ traitement d'une espece de fiévre
„ qui fait de très-grands ravages
„ sur les Européens qui abordent
„ dans cette Isle. C'est dans la
„ nature du climat, dit-il, qu'il
„ faut chercher la cause des ma-
„ ladies épidémiques ; c'est aussi
„ dans la différente température
„ de cette Isle & de l'Europe
„ qu'il trouve la source de ces
„ fiévres.

„ L'Isle Saint-Domingue située
„ entre le dix-septieme & le ving-
„ tieme dégré de latitude sep-
„ tentrionale, fait éprouver à ses
„ habitans une chaleur presque
„ double de celle que nous ressen-
„ tons dans nos climats : l'effet de
„ cette chaleur sur les hommes
„ qui y abordent, doit être de di-
„ later leurs solides & de raréfier
„ les fluides ; ce qui doit nécessai-
„ rement affoiblir la force des
„ premiers & disposer les derniers
„ à la putréfaction : cet effet sera
„ d'autant plus sensible , qu'on

„ fera moins accoutumé à l'action
„ de ces caufes ; c'eft le cas des
„ Européens qui arrivent pour la
„ premiere fois dans ces climats:
„ leur fang plus riche, leurs hu-
„ meurs plus groffieres , parce
„ qu'elles font le produit d'ali-
„ mens plus fucculens que ceux
„ dont on ufe dans les Pays chauds,
„ tendront d'autant plus aifément
„ à la putréfaction , que leurs fo-
„ lides affoiblis par la chaleur à
„ laquelle ils ne font pas accoutu-
„ més, deviendront incapables de
„ les mouvoir avec la force né-
„ ceffaire pour prévenir leur fta-
„ gnation. C'eft ce qui eft démon-
„ tré par ce qui arrive tous les
„ jours aux nouveaux débarqués
„ dans les Ifles.

„ Peu de jours après leur arrivée,
„ ils perdent l'appétit, ils ne ref-
„ pirent pas avec la même faci-
„ lité ; leurs infpirations font plus
„ grandes ; ils font fujets à des
„ maux de tête & de reins : pour

„ peu qu'ils s'exposent au soléil,
„ qu'ils fatiguent, qu'ils fassent
„ beaucoup d'exercice, & sur-tout
„ s'ils se livrent à la boisson &
„ aux plaisirs des femmes, ils éprou-
„ vent bientôt tous les symptomes
„ d'une fiévre ardente, maladie
„ si rare dans nos climats, ou du
„ moins quelque chose qui en ap-
„ proche beaucoup, & qui n'en
„ est que le diminutif ; quelque-
„ fois ils éprouvent l'une ou l'au-
„ tre, sans y avoir donné lieu,
„ & par la seule action de la cha-
„ leur, aidée sans doute par la
„ disposition particuliere de leurs
„ humeurs.

„ Pour prévenir ces accidens,
„ combattre & détruire même
„ cette disposition à la fiévre ar-
„ dente, que les Européens appor-
„ tent dans ces Isles, il convient,
„ en suivant le conseil de Mr.
„ Desperriere, que ceux qui s'em-
„ barquent pour les Isles, ayent
„ soin de diminuer avant leur

„ départ le volume de leur fang
„ par une ou deux faignées, qu'ils
„ nettoyent leur eftomac & les pre-
„ mieres voies par un purgatif,
„ lorfqu'il y aura lieu de foup-
„ çonner qu'elles font chargées
„ de quelque mauvais levain : pen-
„ dant la traverfée, ils fe laveront
„ tous les matins la bouche avec
„ d'eau fraîche & du vinaigre ; ils
„ obferveront un bon regime, non
„ par la qualité des alimens, parce
„ qu'étant en mer, on n'eft pas
„ toujours les maîtres de fe les
„ choifir, mais par la quantité,
„ c'eft-à-dire, qu'ils n'en prendront
„ pas trop à la fois, & quitteront
„ la table toujours avec un refte
„ d'appétit.

„ Ils feront encore un exercice
„ modéré, & ne féjourneront point,
„ autant qu'il leur fera poffible, dans
„ les chambres & entre les ponts
„ des Vaiffeaux : ils affaifonneront
„ tous leurs alimens avec du vi-
„ naigre, uferont de la limonade,

G vj

„ ou à sa place de quelqu'autre
„ liqueur un peu acide , comme
, l'eau & le vinaigre, ou celle
, dans laquelle on aura fait bouil-
„ lir , sur chaque pinte , demi-
„ dragme de crême de tartre.

„ Dès qu'ils commenceront à
„ approcher des Pays chauds, ils
„ éviteront avec soin les liqueurs
„ spiritueuses, comme l'eau-de-vie,
„ le tafia & autres; ils changeront
„ de linge aussi souvent qu'ils le
„ pourront, pour faciliter la transſ-
„ piration : arrivés dans ces Isles,
„ ils se feront encore saigner , vi-
„ vront de régime, ne boiront que
„ de la limonade, s'abstiendront tou-
„ jours des liqueurs fortes, même
„ du vin, qu'on pourra leur per-
„ mettre pourtant , pourvû qu'ils
„ en usent avec modération , &
„ qu'ils le boivent comme un re-
„ mede , non comme une boisson
„ ordinaire ; ils éviteront le com-
„ merce des femmes comme la
„ peste, les violens exercices, les

„ travaux rudes & le grand soleil;
„ ils se baigneront de tems en tems
„ dans l'eau froide : tous ces moyens
„ tendent à garantir le sang &
„ les humeurs des causes putréfian-
„ tes, & par conséquent à pré-
„ venir les effets de la chaleur
„ excessive du climat.

„ Cependant malgré ces précau-
„ tions, ou faute de les avoir pri-
„ ses, on voit les Européens tom-
„ ber dans un accablement extrê-
„ me : bientôt ils ressentent une
„ grande douleur à la tête, ils res-
„ pirent difficilement, souffrent de
„ cruelles douleurs dans tous leurs
„ membres, & particuliérement
„ dans la région des lombes ; la
„ fiévre se met bientôt de la par-
„ tie, elle devient considérable,
„ accompagnée de soif, de sueur,
„ & d'une chaleur vive. Tous ces
„ symptomes vont en augmentant ;
„ les malades ont des nausées, ils
„ vomissent même quelquefois
„ spontanément des matieres bi-

„ lieufes & porracées, leur langue
„ devient noire & âpre : il arrive
„ quelquefois pendant qu'ils éprou-
„ vent une chaleur infupportable à
„ la tête ou au front, que leurs
„ extrémités font froides ; enfin ils
„ tombent dans l'infomnie , le
„ délire & la frenéfie.

„ Cette fiévre parcourt ordinai-
„ rement tous fes dégrés avec ra-
„ pidité ; le tems de fon augmen-
„ tation dure peu , elle eft quel-
„ quefois parvenue à fon dernier
„ période avant le deuxieme jour :
„ il n'eft pas rare que les malades
„ en périffent avant le troifieme,
„ s'ils ne font pas fecourus prompte-
„ ment & efficacement.

„ Quoique la faignée paroiffe
„ très-bien indiquée dans cette
„ maladie, il faut bien fe donner de
„ garde de tirer beaucoup de fang ;
„ l'expérience a démontré que les
„ faignées multipliées n'ont pas de
„ fuccés , fur-tout fi quelque ex-
„ cès avec les femmes a précédé

„ la maladie : il en eſt de même
„ des vomitifs & des ſudorifiques,
„ que les vomiſſemens & les ſueurs
„ qui paroiſſent au commencement
„ de la maladie ſemblent indiquer;
„ ces évacuations ſont toujours ſym-
„ ptomatiques, les vomiſſemens
„ viennent de l'irritation de l'eſ-
„ tomac : ainſi un vomitif donné
„ dans ces circonſtances augmen-
„ teroit le mal, au lieu de le di-
„ minuer; les ſueurs ne ſont ja-
„ mais critiques, à moins qu'elles
„ ne ſurviennent du quatrieme au
„ cinquieme jour.

„ L'uſage des purgatifs eſt auſſi
„ pernicieux que celui des vomi-
„ tifs; les cordiaux, les narcotiques
„ & tous les remedes qui font dor-
„ mir, doivent être proſcrits dans
„ cette maladie, & le Chirurgien
„ prudent doit attendre la criſe
„ qui s'exécute par un cours de
„ ventre bilieux.

„ Cependant il ne doit pas reſter
„ oiſif & abandonner la nature à

» elle-même; du premier jusques
» au second jour il fera deux fai-
» gnées, fans avoir égard aux vo-
» miffemens ni aux fueurs : il n'y
» a que le cours de ventre qui
» doive empêcher de les mettre
» en ufage. Pendant ce tems-là il
» faut faire boire copieufement le
» malade d'une ptifanne de pou-
» let (N°. 16), à laquelle on
» ajoutera demi-dragme fel nitre
» fur chaque pinte : au défaut de
» cette ptifanne, on préparera une
» boiffon avec le fuc d'oranges ai-
» gres, de limon, & même d'ana-
» nas étendu dans une grande
» quantité d'eau; on lui donnera
» quatre ou cinq lavemens par
» jour, & on lui appliquera fur
» tout le ventre & les hypocon-
» dres avec la décoction des lave-
» vemens : fi par ces moyens la
» diarrhée eft excitée, il y a tout
» à efpérer; c'eft alors qu'on doit
» aider la nature en donnant un
» purgatif léger, tel qu'une légere

„ décoction de casse ; mais il faut
„ prendre garde de ne pas trop se
„ presser dans l'usage de cette bois-
„ son purgative.

„ Dans cette maladie, l'on voit
„ souvent arriver des saignemens
„ du nés : s'ils arrivent avant le
„ quatrieme jour & qu'ils soient
„ peu abondans, ils soulagent ra-
„ rement le malade ; mais s'ils sur-
„ viennent du quatrieme au cin-
„ quieme & qu'ils soient abon-
„ dans, ils servent souvent de crise
„ & font tourner la maladie en
„ bien : on doit en dire autant
„ des sueurs.

„ Outre la fiévre ardente, les
„ Européens sont encore exposés
„ à une autre espece de fiévre qui
„ n'en est que le diminutif : celle-
„ ci s'annonce & se manifeste à-
„ peu-près par les mêmes signes
„ que l'autre ; elle est plus ou moins
„ dangereuse, à raison des sympto-
„ mes qui l'accompagnent. Cette
„ maladie va quelquefois jusques

» au neuvieme jour, & ne paſſe
» jamais le treizieme ou le qua-
» torzieme : ſon plus grand dan-
» ger eſt du quatrieme au ſeptieme;
» c'eſt dans cet intervalle que les
» malades périſſent ordinairement.
   » Elle commence par un mal
» de tête, par des douleurs dans
» la région des lombes : le malade
» reſſent quelquefois des friſſons,
» ou eſt dans une laſſitude ex-
» trême & dans un grand abat-
» tement ; il reſpire difficilement,
» il eſt altéré : la fiévre ſurvient,
» elle devient bientôt très-forte ;
» la chaleur s'accroît & parvient
» en peu de tems à un dégré preſ-
» qu'auſſi fort que dans la fiévre
» ardente, à peine peut-on tou-
» cher le malade ; la ſoif aug-
» mente à un point qu'il voudroit
» continuellement boire ; le ventre
» devient tendu & douloureux ;
» il éprouve une douleur dans la
» foſſette de l'eſtomac vers le car-
» tilage xiphoïde ; il ſurvient des

„ envies de vomir, & quelquefois
„ même un vomissement de ma-
„ tieres bilieuses & porracées : tous
„ ces symptomes parviennent à
„ leur dernier dégré dans moins
„ de vingt-quatre heures ; les yeux
„ deviennent un peu rouges &
„ larmoyans, les urines sont blan-
„ châtres ; les malades ont un
„ délire obscur, sont dans des
„ anxiétés & des inquiétudes con-
„ tinuelles ; leur langue devient
„ seche, d'un rouge vif, & rare-
„ ment noire, à moins que la ma-
„ ladie ne tourne en mal. Le troi-
„ sieme jour, il survient ordinaire-
„ ment un redoublement ; le pouls
„ qui dans le commencement avoit
„ été fort plein, baisse quelquefois
„ vers le quatrieme & devient
„ même souvent convulsif ; le coma
„ ou un assoupissement profond suc-
„ cede bientôt à cet état du pouls,
„ & le malade est en très-grand
„ danger : il meurt alors le cin-
„ quieme ou le sixieme jour. Si le

„ malade ne tombe pas dans l'af-
„ foupiffement le quatrieme ou le
„ cinquieme jour, que fon pouls
„ fe foutienne, on peut efpérer
„ qu'il fe tirera d'affaire, & qu'il
„ fe fera une crife favorable : c'eft
„ quelquefois une hémorragie abon-
„ dante par le nés, des fueurs co-
„ pieufes, mais le plus fouvent une
„ évacuation bilieufe par les felles
„ qui fait ceffer le danger de la
„ maladie ; la crife fe fait ordinai-
„ rement les jours impairs, & elle
„ n'eft jamais falutaire, fi elle ar-
„ rive avant le cinquieme jour : c'eft
„ à quoi il faut faire fpécialement
„ attention.

„ Pour guérir cette efpece de
„ fiévre & remplir les indications
„ qu'elle préfente, il faut dès le
„ commencement de la maladie
„ mettre en ufage les faignées du
„ bras, multipliées felon la pléni-
„ tude du pouls, l'âge & le tem-
„ pérament du malade, qu'on
„ mettra à l'ufage d'une boiffon

„ copieuse, délayante & acidule,
„ comme celle qui a été prescrite
„ dans l'autre espece de fiévre, &
„ on le purgera de tems en tems :
„ ces moyens administrés sagement
„ sont capables de sauver la vie
„ aux malades.

„ Pendant les deux premiers
„ jours de cette maladie, lorsque
„ le mal de tête, les douleurs dans
„ les reins, dans la région du dia-
„ phragme, sont considérables, lors-
„ que le ventre est tendu & dou-
„ loureux, & que la chaleur est
„ extrême, lorsque la soif est pres-
„ sante, qu'il y a des nausées ou
„ des vomissemens de matieres
„ porracées, il faut faire des sai-
„ gnées de dix à douze onces seu-
„ lement, c'est-à-dire, de deux
„ palettes, pour ne pas trop affoi-
„ blir le malade & le jetter dans
„ un état d'affaissement qui lui nui-
„ roit ; mais aussi il faut les réi-
„ térer & en faire jusques à cinq à
„ six dans ces deux premiers jours,

„ en obfervant de les rapprocher
„ les unes des autres, lorfque les
„ accidens l'exigeront, & cela fans
„ avoir égard aux fueurs ni aux
„ vomiffemens. Les derniers font,
„ comme il a été dit en parlant
„ des fiévres ardentes, l'effet de
„ l'état de tenfion, de difpofition
„ inflammatoire, je dis, de l'état
„ d'érétifme & de phlogofe de
„ l'eftomac : il faut donc bien fe
„ garder d'avoir recours aux émé-
„ tiques qui l'augmenteroient ; les
„ fudorifiques ne feroient pas moins
„ funeftes.

„ La faignée du pied eft tou-
„ jours préjudiciable dans cette
„ maladie, lorfqu'il y a tenfion
„ dans le bas-ventre, & elle ne
„ fait qu'augmenter l'engorgement
„ des vifceres de cette partie : on
„ doit prefcrire dans tous les cas
„ celle du bras, malgré la douleur
„ de tête qui n'eft que fympto-
„ matique.

„ Lorfque les faignées auront

« calmé le vomissement, on aura
» recours aux boissons indiquées
» ci-dessus, dont le malade usera
» abondamment : on lui donnera
» pour toute nourriture une eau
» de poulet émulsionée (N°. 18),
» & il prendra quatre fois le jour
» dans un gobelet de cette pti-
» sanne quatre grains de nitre pu-
» rifié & autant de camphre ; on
» lui donnera plusieurs lavemens
» émolliens (N°. 11), & on lui
» appliquera des fomentations avec
» les fomentations des mêmes la-
» vemens sur le bas-ventre & sur
» les hypocondres : moyennant ces
» secours, on attendra la crise, &
» on aidera la nature relativement
» à l'espece d'évacuation qui se
» fera.

   » Quand la fiévre aura totale-
» ment disparu, on purgera le ma-
» lade avec demi-once de sel d'ep-
» som dans quatre verres de dé-
» coction d'une once de quinquina:
» cette merveilleuse racine redon-

„ ne à l'eſtomac le ton qu'il avoit
„ perdu pendant la maladie, &
„ fait revenir l'appetit.

„ Tous ces moyens, quoique bien
„ indiqués, ſont quelquefois inſuffi-
„ ſans dans cette eſpece de fiévre,
„ & tous ces remedes adminiſtrés à
„ propos n'empêchent pas les ma-
„ lades de tomber bien ſouvent
„ dans un affaiſſement conſidéra-
„ ble & dans l'aſſoupiſſement, avant
„ que la criſe ait paru : dans ce
„ cas, dès qu'on s'appercevra que
„ les malades ſont menacés de cet
„ accident, il faut, ſans perdre
„ tems, leur appliquer deux lar-
„ ges véſicatoires aux épaules, aux
„ cuiſſes, aux gras des jambes.
„ Ce remede eſt regardé par l'Au-
„ teur du Traité de ces Fiévres
„ comme un remede aſſuré, lorſ-
„ qu'il eſt appliqué à tems. Il ne
„ faut donc pas attendre pour ap-
„ pliquer ces emplâtres que les
„ malades ſoient tombés dans cet
„ aſſoupiſſement léthargique qui
„ ordinairement

» ordinairement eſt l'avant - cou-
» reur de la mort : il n'eſt pas
» extraordinaire alors qu'ils de-
» viennent inutiles ; cependant il
» ne faut pas pour cela abandon-
» ner les malades, d'autant plus
» qu'on en a vu pluſieurs échapper
» qui étoient dans ces circonſtan-
» ces : c'eſt dans ce cas ſeulement
» qu'on peut employer les cordiaux
» ſtimulans, où entrent les ſpiri-
» tueux & les ſels volatils, pour
» ranimer le ſentiment des nerfs
» & l'action organique des vaiſ-
» ſeaux ; mais on doit les donner
» à petite doſe & par cuillerée.
» Voyez la formule du (N°. 43).
» Voilà la méthode curative que
» Mr. Deſperrieres aſſure avoir ſui-
» vie avec le plus grand ſuccès ;
» les Chirurgiens navigans qui
» vont pour la premiere fois dans
» ces Iſles, doivent déferer aveu-
» glément à l'autorité d'un ſi grand
» Praticien : en effet, il paroît dif-
» ficile de trouver une méthode

H

„ plus adaptée à la nature de ces
„ maladies, & plus conforme aux
„ principes de la faine pratique.

Les deux efpeces de fiévres qui
regnent à l'Ifle Saint-Domingue &
qui viennent d'être décrites dans
cet extrait, ne font pas moins de
ravage à la Martinique, à la Guadaloupe & dans les autres Antilles
où nous avons des Colonies, au
rapport des perfonnes de l'art qui
ont fréquenté & qui fréquèntent
encore ces Ifles ; car le climat de
ces différentes Ifles eft à-peu-près
le même, & par conféquent ces
maladies ont la même caufe : il
convient donc que les Marins prennent pour s'en préferver les mêmes
précautions, & qu'ils employent
pour les guérir le même traitement qui a été prefcrit ci-deffus.

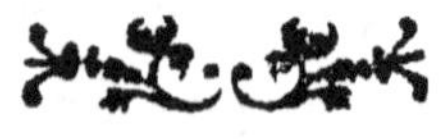

CHAPITRE XIII.

Des moyens qu'on doit employer pour rappeller les noyés à la vie.

IL n'arrive que trop souvent que des Marins ont le malheur de se laisser tomber dans l'eau : tantôt c'est un Matelot ou un Mousse qu'une vague a enlevé dessus le tilliac ; d'autres fois les pieds ou les mains leur glisseront, tandis qu'ils montent sur les hautes manœuvres : ici c'est un Vaisseau qui a échoué, & dont une partie de l'équipage a été submergée, &c.

De quelle façon qu'un pareil accident soit arrivé, si l'on est assez heureux pour retirer de l'eau quelqu'une de ces malheureuses victimes, il convient de leur donner promptement les secours qui seront indiqués dans ce Chapitre, d'autant plus que plusieurs personnes qui avoient resté pendant long-

H ij

tems sous l'eau, en ayant été retirées, ont été rappellées à la vie par ces moyens.

Pour que les secours dont je dois parler soient administrés avec prudence & avec fruit, il me semble qu'il convient auparavant de donner aux Marins quelque idée sur la cause de la mort des noyés : cette idée leur apprendra à connoître ceux qui sont les plus efficaces pour rappeller ces infortunés à la vie, & en les choisissant ils en proscriront certains qui, quoique usités, sont inutiles & même dangereux.

La cause immédiate de la mort des noyés n'est pas, comme le pense le vulgaire, l'entrée d'une quantité d'eau dans leur estomac : quoiqu'ils ayent le ventre enflé, tendu, le nombril saillant, & la poitrine fort élevée, on n'a jamais trouvé beaucoup d'eau dans leurs poumons, ni d'autre liqueur dans leur estomac, que celle qu'ils avoient bu avant de tomber dans l'eau, ou tout au plus une petite quantité qu'ils en avoient avalé, & qui ne peut surpasser le volume de celle qu'ils boiroient dans un repas ordinaire. La vérité de ce que j'avance a été démontrée par l'ouverture d'une quantité de cadavres noyés, faite publiquement par les plus habiles Anatomistes.

D'où provient donc l'enflure & la distension de la poitrine & du ventre des noyes? Nous venons de prouver que ce n'est pas l'eau qui l'occasionne ; il n'y a donc que l'air qui en se raréfiant puisse produire ces phénomenes. En effet, examinons tout ce qui se passe dans un homme qui se noye : tant que cette personne a la tête hors de l'eau, l'air entre & sort librement de ses poumons, pendant les mouvemens d'inspiration & d'expiration ; mais si une fois elle vient à plonger, l'air qui y est contenu ne peut plus en sortir, parce que l'épiglotte se contracte & ferme exactement la glotte.

L'on concevra facilement cette contraction, si l'on fait réflexion à ce que produit la crainte relativement à l'usage de l'épiglotte, & en même-tems aux dangers qui résulteroient pour l'économie animale, si cette partie livroit passage à l'eau : il n'est donc pas surprenant qu'elle se bouche si exactement pour lui fermer le passage ; mais en même-tems qu'elle empêche l'eau d'entrer, elle ferme la porte à l'air qui doit en sortir : cet air ainsi renfermé dans les poumons cherche à s'échapper, & trouvant son passage ordinaire bouché s'insinue dans les vésicules bronchiques, les dilate & les enfle ; ce gonflement comprime les vaisseaux sanguins qui entrent dans la composition des poumons, les affaisse, arrête la circulation du sang, & occasionne enfin la mort aux noyés.

D'après ces principes qui sont

fondés fur l'économie animale &
fur l'ufage des parties, qu'arrive-
t-il dans l'inftant qu'une perfonne
fe laiffe tomber dans l'eau ? La
frayeur la faifit, le défefpoir s'empare d'elle, l'ennemi qui l'envi-
ronne eft toujours prêt à l'englou-
tir; c'eft fait de fa vie, fi elle per-
met qu'il pénetre dans fes poumons : auffi femble-t-il que toutes
fes facultés vitales & toutes les
puiffances de fon ame fe foient
réunies pour fe porter dans l'épiglotte & lui donner la force de
lui réfifter; mais en fermant la
porte à cet ennemi, elle en con-
ferve un autre d'autant plus ter-
rible & inévitable qu'il eft caché
au dedans d'elle-même : cet ennemi eft l'air, qui après avoir féjourné quelque-tems & fe trouvant
trop à l'étroit, cherche à s'échapper , & comme il trouve la glotte
exactement fermée, il fe raréfie,
fait des ravages, diftend les véfi-
cules bronchiques, qui ne peuvent

H iv

être ainſi diſtendues ſans comprimer les vaiſſeaux ſanguins , gener la circulation & l'empecher bientôt totalement ; d'où s'enſuit la mort , comme il a été déja dit plus haut.

Les Marins comprendront aiſément comment cela s'exécute , s'ils veulent bien ſe rappeller de quelle façon certains Négres à l'Amérique, pour ſe ſouſtraire au travail & aux baſtonades , & en même-tems pour faire peine à leurs maîtres, ſe donnent la mort : ces miſérables doublent leur langue , la pouſſent en arriere autant qu'ils peuvent , & appliquent fortement l'épiglotte contre la glotte ; ce qui empêche l'air contenu dans les poumons de ſortir : cet air ainſi retenu agit comme dans les poumons des noyés , & les ſuffoque.

J'ai cru ces réflexions néceſſaires , avant d'entrer dans le détail des ſecours que l'on doit donner aux noyés , & c'eſt ſur de pareils principes qu'on doit ſe fon-

der pour les adminiſtrer avec fruit.
Pour engager les Marins à ne négliger aucun de ceux qui ſeront
indiqués, je crois qu'il eſt inutile
de rapporter toutes les hiſtoires
dignes de foi qui en conſtatent
l'efficacité, elles tiennent preſque
du prodige ; ceux qui voudront
s'en convaincre, les trouveront dans
les Auteurs qui ont traité cette matiere importante plus au long : je
ne parle que d'après eux, dans la
perſuaſion où je ſuis que les Marins me ſauront bon gré d'avoir
raſſemblé dans ce Livre qui n'eſt
fait que pour eux, des choſes qu'il
leur importe beaucoup de ſavoir,
& qu'ils n'auroient peut-être pas
ſongé de chercher dans d'autres
ouvrages qu'ils ne connoiſſent pas,
& où cette matiere ſe trouve con-
fondue avec beaucoup d'autres qui
leur ſont étrangeres & même
inutiles.

La premiere choſe que je recommande aux Marins, c'eſt d'a-
H v

bandonner une méthode qui leur
est fort familiere, & qui cependant cause aux noyés plus de mal
que de bien. Dès qu'ils ont retiré
une personne de l'eau, il semble
qu'ils n'ont rien de plus pressé que
de la suspendre par les pieds; ils
la tiennent long-tems dans cette
situation pour lui faire rendre l'eau
qu'ils sont persuadés qu'elle a avalé
& qu'ils croyent capable de lui
donner la mort, si elle ne la rejette. Je crois déja avoir démontré que les noyés ne périssent pas
par la quantité d'eau qu'ils ont
avalé : bien plus je prouverai que
quand même ils en auroient avalé,
on ne doit pas espérer de la leur
faire rendre en les suspendant par
les pieds, & cela par la simple
exposition de la structure des parties & par la connoissance que je
donnerai de la maniere que la
déglutition & le vomissement s'exécutent.

Il est sûr que les alimens & la

boisson , qui du gosier descendent dans l'estomac , n'y parviennent pas par leur propre poids ; car si cela étoit , on ne verroit pas des personnes manger , boire , & avaler avec la tête en bas & les pieds en l'air : ils n'y parviennent donc que par l'action musculaire de l'œsophage , (c'est ainsi qu'on appelle le conduit qui du gosier sert à conduire les alimens dans l'estomac) ; la partie supérieure de ce conduit se trouve naturellement fermée par les muscles œsophagiens , qui font le même effet que les cordons d'une bourse : de sorte que rien ne peut enfiler la route de l'estomac , sans forcer cet orifice supérieur ; rien ne peut également en sortir sans faire violence au détroit d'en bas , qui est l'orifice supérieur de l'estomac : or la situation de cet orifice , sa direction coudée , l'action des piliers du diaphragme qui le resserrent , empêchent tout ce qui est

H vj

une fois entré dans cet organe, d'en fortir. Il n'y a que la contraction fpafmodique de ce vifcere jointe à celle des mufcles du bas-ventre , & fur-tout des mufcles tranfverfes, qui puiffent forcer ces barrieres, que la nature femble avoir mifes expreffément pour cet effet, & procurer le vomiffement. Or cette contraction eft impoffible dans un noyé qui ne refpire pas; d'où il s'enfuit que quand même il auroit l'eftomac rempli d'eau, la fufpenfion par les pieds ne feroit pas capable de la lui faire rejetter : donc la fufpenfion eft inutile.

Je dis plus : la fufpenfion par les pieds eft non feulement inutile, mais encore elle eft dangereufe; c'eft ce qui me refte à prouver. Si le fang & les humeurs d'un noyé commençoient à prendre leur cours pendant qu'il eft ainfi fufpendu, il étoufferoit infalliblement par les obftacles que la fufpenfion appor-

teroit à la circulation : donc la
fuſpenſion eſt non ſeulement inutile, mais encore dangereuſe.

Je crois en avoir aſſez dit relativement à la ſuſpenſion : cette
diſgreſſion pourra même paroître
trop longue & trop recherchée,
quoique j'aye taché de me rendre
intelligible, & de ne dire que des
choſes qui ſont à la portée de
tous ceux qui ont le moindre principe de raiſonnement ; mais elle
m'a paru néceſſaire, parce que,
comme rien n'a tant d'aſcendant
ſur les perſonnes qui ne ſont pas
de l'art que la coutume, j'ai cru
devoir faire tous mes efforts pour
tacher de ſupprimer celle qui eſt
inutile & même dangereuſe : car
dans le cas dont il s'agit, la moindre faute & le moindre retarde-
ment peuvent occaſionner la mort
à un malheureux noyé, & faire perdre un tems qu'on auroit employé
avec plus de ſuccès, ſi on avoit
employé des moyens plus efficaces.

Le secours le plus salutaire qu'on puisse donner à un noyé, après l'avoir retiré de l'eau, c'est de le transporter sur un lit bien bassiné, & de lui froter le ventre de bas en haut, pour faire reprendre aux intestins affaissés & au diaphragme leur place naturelle, & les y contenir : à cet effet on les dépouillera tout de suite de leurs vêtemens mouillés, & on les enveloppera dans des draps & des couvertures bien chaudes ; ce qui les garantira du froid, & sera capable d'entretenir un reste de vie qu'ils peuvent avoir : on continuera de les rechauffer, en leur appliquant de tems en tems des linges chauds sur l'estomac, la poitrine, le ventre, & sur les parties de la génération ; avec ces mêmes linges on continuera les frictions en montant, comme il a été dit, du bas-ventre à la poitrine, pour exciter par leur moyen l'oscillation des vaisseaux & le mouvement des liquides qu'ils

contiennent. Au reste il faut avoir
l'attention de ne pas trop surchar-
ger les noyés de couvertures dans
l'intention des les échauffer ; car
dans l'état de foibleſſe où ils ſe
trouvent, on riſqueroit de les
étouffer.

On peut encore, pour parvenir
au même but, tranſporter les noyés
ſur un tas de cendres échauffées ;
on en a par ce moyen rappellé pluſieurs à la vie : la chaleur douce
& modérée de la cendre chaude
s'inſinue peu-à-peu dans leur corps
à travers les pores de la peau, &
ranime le mouvement du ſang.
J'ai fait moi-même cette expérience
fort ſouvent ſur pluſieurs animaux
avec le plus grand ſuccès : d'ailleurs on a divers exemples que
pluſieurs noyés qui avoient été
pouſſés ſur des plages ſabloneuſes
expoſées à l'ardeur du ſoleil, ont
été rappellés à la vie par la ſeule
chaleur du ſable.

Les différens moyens que l'on

peut & que l'on doit employer pour fecourir les noyés, doivent avoir pour but, 1°. de chaffer l'air qui s'eft renfermé dans leurs poumons; 2°. de mettre en jeu & en mouvement toutes les parties folides de leur corps, afin que ce mouvement fe communique aux fluides qu'ils contiennent. C'eft pour remplir ces deux objets qu'outre les fecours qui ont été déja indiqués, on employera les fuivans.

Il faut fecouer les noyés en les tournant, les retournant, les foulevant de mille façons differentes dans leur lits : plufieurs à cet effet confeillent de les étendre fur un petit matelas ou fur une couverte pliée en plufieurs doubles qu'on aura mife auparavant fur deux barrils vuides ; alors deux perfonnes, dont l'une tiendra le noyé par la tête & l'autre par les pieds, poufferont & feront tourner & retourner alternativement ces deux barrils l'un contre l'autre : cette ma-

niere de secouer les noyés pourroit avoir son utilité, si elle étoit
employée par des personnes intel-
ligentes, & qui prissent les précautions nécessaires pour ne pas les
meurtrir ; mais ordinairement ce
défaut d'attention & de soin rend
ce moyen infructueux, & cause
aux noyés plus de mal que de bien :
je pense qu'il seroit mieux de les
secouer dans leur lit, & même
qu'il seroit plus commode. Pour
prouver les bons effets de ces secousses employées avec prudence,
je joins ici une observation inté-
ressante d'un homme qu'on a sauvé
par ce moyen.

Monsieur Simon, autrefois Soldat
dans le Régiment d'Auvergne, &
depuis domicilié dans cette Ville
où il montroit à faire des armes,
fut un jour d'été se baigner : comme
il étoit un peu pris de vin, il fit
un faux pas, & se laissa tomber
dans l'eau, sans que personne s'en
apperçût, & ne pouvant plus se

relever il se noya. Ceux qui l'a-
voient vu passer dans cet état,
surpris de ne le plus voir retourner, accoururent au bord du ca-
nal, & le trouverent noyé ; ils le
firent tout de suite transporter
chez lui, & manderent chercher
des Chirurgiens pour voir s'il n'y
avoit pas quelque moyen pour le
rappeller à la vie. Les Chirurgiens
arrivés firent tout ce qu'ils savoient
pour y parvenir ; mais rebutés dans
peu, & fatigués de travailler en
vain, ils l'abandonnerent après
avoir donné ordre de le faire inhu-
mer. Des personnes charitables
qui avoient vu passer les Chirurgiens, & qui les virent sitôt retourner, leur demanderent si Monsieur Simon avoit donné des signes
de vie ; à quoi ils répondirent que
non : deux d'entr'eux animés d'un
zéle véritablement chrétien, se
ressouvinrent qu'ils avoient lu dans
un mémoire imprimé par ordre
du Roi sur les principaux secours

qu'on doit donner aux noyés, qu'il n'y en avoit point de plus efficace que de les fecouer fans relâche ; ils s'informerent en conféquence fi on avoit employé ce fecours, & fur ce qu'il leur fut répondu que non, ils furent avec confiance empêcher qu'on coufût le prétendu mort dans fon fuaire. En effet, ils le firent fecouer tout de fuite par des hommes vigoureux & intelligens ; ils mirent eux-mêmes la main à l'œuvre, & Dieu bénit fi bien leur zéle, que le prétendu cadavre s'échauffa peu-à-peu, refpira, ouvrit les yeux, reprit fes connoiffances & fut dans peu de jours en état de vaquer à fes affaires.

Cette obfervation eft convaincante : elle prouve avec la plus grande évidence de quelle utilité font les fecouffes pour rappeller les noyés à la vie ; elle fert en même tems de leçon aux gens de l'art, & leur apprend qu'ils ne doivent pas être fi prompts à abandonner les pauvres noyés : souvent ce qu'on n'a pu faire dans un quart d'heure, s'exécute dans une ou deux heures ; enfin dans pareille occasion il ne faut pas se rebuter sitôt, si l'on veut n'avoir rien à se reprocher.

L'introduction de l'air chaud par le moyen d'un tuyau dans les intestins des noyés, est un secours qui n'est pas à négliger ; l'air contenu dans ces parties étant raréfié par la chaleur, pousse le diaphragme contre les poumons, & en chasse souvent celui qui s'y trouve emprisonné : les lavemens chauds & irritans faits avec l'eau de la mer ou avec une pinte de la même eau dans laquelle on a fait bouillir une once de tabac à fumer, produisent souvent de très-bons effets.

Il faut avoir l'attention de ne verser dans la bouche des noyés aucune liqueur, pas même de spiritueuses; elles seroient capables

de les étouffer, en se glissant dans
la trachée-artere, si la glotte venoit
à s'ouvrir dans l'instant qu'on les
donne , & cela arriveroit d'autant
plus facilement, que le conduit qui
aboutit à l'estomac se trouve alors
fermé : il faut donc attendre pour
donner ces liqueurs, que les noyés
ayent déja donné quelque signe
de vie. Les remedes qui font éter-
nuer sont dans cette circonstance
fort propres à secourir les noyés ;
ils agissent en irritant & en picotant les fibres nerveuses qui ta-
pissent l'intérieur des narines : on
soufflera avec un chalumeau des
poudres qui ont cette vertu, comme
sont celles de tabac, d'iris de Flo-
rence, d'ellebore, de laurier rose,
de petit muguet, de marron sauvage, en un mot, celles qui
tomberont plutôt sous la main.
On suppléera à ces poudres par
la fumée du tabac soufflée dans
les narines, celle du papier brulé,
des vieux souliers, en un mot,

par tout ce qu'on croira capable de procurer l'éternuement.

Outre les moyens déjà indiqués, il en est encore d'autres qui ne sont pas moins propres à secourir les noyés : on ne sauroit dans pareilles circonstances en connoître une trop grande quantité, pour employer successivement les uns au défaut des autres. Parmi ceux qui restent à décrire, l'introduction de la fumée du tabac dans les intestins mérite d'occuper la premiere place ; ses bons effets la font regarder comme un des meilleurs & même des plus sûrs moyens qu'on puisse employer pour secourir les noyés : l'observation suivante en servira de preuve ; elle est rapportée par Monsieur Louis, dans son livre sur la certitude des signes de la mort, & il dit l'avoir tirée de celui de Monsieur Bruhier.

OBSERVATION.

Une femme traversant la Seine

dans un petit Bâteau, se laissa tomber dans cette riviere; elle en fut retirée quelque tems après sans connoissance, & avec toutes les apparences d'une femme réellement morte : un Soldat qui passoit & qui vit beaucoup de monde attroupé autour de cette femme, s'approcha & dit à son mari qui pleuroit à chaudes larmes : Mon ami, ne vous affligez point tant, dans une heure vous verrez votre femme vivante ; en effet, il lui remit sa pipe allumée, lui disant d'en introduire le bout dans le fondement de son épouse & de souffler de toutes ses forces par l'autre bout, en mettant dans sa bouche la tête ou le fourneau de cette pipe couverte d'un papier percé de plusieurs trous : à la cinquieme soufflée on entendit dans le ventre de cette femme un grouillement considérable ; bientôt après elle donna des signes de vie, & reprit ses connoissances.

Il y a plusieurs moyens d'introduire la fumée du tabac dans les intestins : on a même inventé & fabriqué un instrument qui ne sert qu'à cet usage ; mais comme la plûpart des Marins ne le connoissent pas, ou qu'ils ne sont pas à même de se le procurer dans le besoin, ils y suppléeront par les moyens suivans.

Un fumeur tirera d'une pipe allumée, la quantité de fumée que sa bouche pourra contenir, & la soufflera tout de suite dans les intestins par le moyen d'une canule, ou d'un autre tuyau que les Marins nomment vulgairement bouquin, qu'on aura auparavant introduit dans le fondement du noyé : il bouchera avec l'extrémité du doigt le tuyau pendant qu'il tire de sa pipe une autre gorgée de fumée, & la soufflera de la même maniere que la premiere fois ; il réitérera cette manœuvre autant de fois qu'elle paroîtra troîtra nécessaire, & jusques à ce qu'il ait introduit une quantité suffisante de fumée.

Si cette maniere d'introduire la fumée, & celle dont il est parlé dans l'Observation, paroissent trop rebutantes, on employera la suivante qui est connue de tous les Marins Fumeurs. Elle consiste à introduire premiérement dans le fondement du noyé une pipe allumée, tandis qu'un Fumeur applique une autre pipe aussi allumée dont il tient le bout dans sa bouche, en adaptant les deux fourneaux l'un sur l'autre ; il souffle en même-tems la fumée des deux pipes, & par ce moyen elle pénetre facilement dans les intestins.

Voilà presque tous les moyens qu'on peut employer pour secourir les noyés : on ne doit en négliger aucun, & choisir ceux qui seront les plus faciles à pratiquer, & sur-tout les plus prompts : car les momens sont précieux : il y a toujours espoir de réussir, pourvu qu'on ne se rebute pas, & que les noyés ayent encore le moindre principe de vie ; dès qu'ils en donneront des marques, & qu'ils commenceront à respirer, on les saignera tout de suite à la jugulaire, s'il se trouve un Chirurgien à portée de le faire, sinon on leur appliquera des ventouses scarifiées à la nuque, ou un certain nombre de sangsues au cou qui suppléeront à la saignée. Voyez le Chapitre IX de la seconde Partie.

La saignée du cou doit être préférée dans cette circonstance à celle du pied, & en voici la raison. On prétend, & il est vrai que la saignée du pied attire vers ses extrémités une plus grande quantité de sang, & qu'elle l'empêche de se porter en si grande abondance vers la tête ; mais dans le cas dont il s'agit, on ne doit pas songer à empêcher le sang de se porter à la tête, d'autant plus que

dans le corps d'un noyé, qui ne fait
que de donner des fignes de vie, il
ne fe fait qu'une circulation fort
lente dans les vaiffeaux les plus pro-
ches du cœur : on doit tacher au
contraire de débarraffer le cerveau
de celui qui s'y eft déja porté, qui
gorge les plus petits vaiffeaux, & a
peine d'y circuler. Or la faignée de
la jugulaire produit tout de fuite
tous ces effets mieux que celle du
pied ; cela eft d'autant plus certain,
qu'on a toujours expérimenté que
l'ouverture des vaiffeaux du pied
ne donne prefque point de fang,
quoique les veines de cette partie
paroiffent fort enflées , tandis que
les jugulaires en donnent toujours
avec abondance & prefque fans ligature. Enfin fi tous les moyens que
j'ai indiqué ont été employés fans
fruit, il faut fuivre le précepte
d'Hipocrate, qui dit qu'on doit fecourir avec le fer ceux que les remedes ne peuvent guérir : *Quos me-
dicamenta non fanant , ferrum fanat.*

Mais comment, me dira-t-on, secourir un noyé avec le fer ? Remontons à notre principe.

J'ai dit au commencement de ce Chapitre, que la cause principale de la mort des noyés étoit l'air contenu dans leurs poumons, & qui ne pouvoit en sortir : si tous les moyens que j'ai détaillé ne peuvent en procurer la sortie par la voie naturelle, il faut lui donner une issue par une ouverture artificiellement faite ; les Gens de l'Art comprendront bientôt que c'est de l'opération de la Bronchotomie dont je veux parler : il n'y a que cette opération qui puisse produire cet effet ; on doit donc la pratiquer, si l'on ne veut rien avoir à se reprocher.

Cette opération consiste à faire une ouverture à la trachée-artere, entre le second & le troisiéme de ses anneaux, en commençant à compter au dessous du cartilage cricoïde, qu'on appelle vulgairement la pomme d'Adam ; elle est

fort facile à pratiquer , & point du
tout dangereuse par elle-même ni
par ses suites : il n'est point de Chirurgien tant soit peu versé dans
l'Anatomie qui ne soit en état de
la pratiquer ; c'est pourquoi je ne
m'étends pas davantage là-dessus :
ceux qui en voudront savoir davantage , consulteront les Livres qui
traitent des opérations de Chirurgie. L'opération faite , l'air sortira
facilement des poumons , & y en-
trera par la même voie ; ce qui sera
capable de rétablir le mouvement
d'inspiration & d'expiration, & par
conséquent toutes les autres fonctions qui en dépendent. Ainsi quand
tous les autres moyens proposés pour
secourir les noyés sont infructueux,
il faut en venir à l'opération de
la Bronchotomie : cependant il
ne faut pas , quand les premiers
moyens ne réussissent pas tout de
suite, recourir à cet extrême, ni se
rebuter pour cela ; plusieurs noyés,
comme je crois déja l'avoir dit ,

I iij

n'ont donné des signes de vie qu'a-
près avoir été secourus pendant
plusieurs heures. Quand on a commencé cette bonne œuvre, il ne faut
pas s'arrêter au milieu du travail ;
je ne sache point d'homme d'honneur qui ne se croye libéralement
récompensé de toutes ses peines,
s'il réussit à rappeller à la vie un de
ces infortunés, dont la mort auroit
été certaine sans lui ; quand même
le contraire arriveroit, dès qu'on
a administré tous les secours possi-
bles, & aussi long-tems que la prudence l'exige, on a du moins la
satisfaction d'avoir fait tout ce que
demande l'humanité, & on n'a plus
rien à se reprocher.

Fin de la premiere Partie.

ESSAI

SUR

LES MALADIES

QUI ATTAQUENT LE PLUS COMMUNEMENT
LES GENS DE MER.

SECONDE PARTIE.

DES MALADIES EXTERNES OU CHIRURGICALES.

AVANT-PROPOS.

L A Chirurgie eſt une ſcience trés-utile & très-néceſſaire à tous les hommes; les Marins ſur-tout doivent tacher d'en acquerir quelque connoiſſance, parce qu'ils ſont fort ſujets aux maladies chi-rurgicales, & qu'ils n'ont pas toujours des personnes de l'art pour les secourir : la nature ne peut rien, ou agit très-imparfaitement, si elle n'est aidée par la main du Chirurgien dans les maladies qui sont du ressort de la Chirurgie ; au lieu qu'on voit les maladies internes les plus désespérées guérir quelquefois sans remedes, & par la seule force du tempérament des malades. Cette considération m'engage à conseiller aux Marins de cultiver cette partie de la Médecine, qui guérit par l'opération de la main les maladies qui ont besoin de son application. Je leur indique les moyens les plus faciles pour y parvenir, & les remedes les plus efficaces qu'ils peuvent employer dans les différens cas qui se présenteront à eux ; je tacherai surtout de me rendre intelligible, en évitant de me servir mal-à-propos des termes de l'art, & en mettant tout ce que je dis à leur portée.

CHAPITRE PREMIER.

Des Plaies & des Ulceres.

ON appelle plaie une division faite à la peau par quelque cause externe.

Quand une plaie pénetre dans quelque capacité, comme la tête, la poitrine, le bas-ventre, qu'il se trouve quelqu'une des parties qui y sont renfermées blessée, quand elle intéresse quelque nerf, quelque tendon, ou qu'il y a quelque artere considérable ouverte, il faut nécessairement avoir recours à un Chirurgien; mais quand une plaie est simple, qu'il n'y a aucune des parties nécessaires à la vie offensées, quand même une pareille plaie pénétreroit dans les capacités, quelque grande qu'elle soit & quelque dangereuse qu'elle paroisse au premier coup d'œil, on la guérit aisément : pour y

parvenir, il suffit de rapprocher les
bords ou les lévres de la plaie, &
de les maintenir dans cet état,
pour qu'elle se réunisse. La réunion
se fait ordinairement dans vingt-
quatre heures, sans qu'il soit besoin d'appliquer aucun baume ;
car notre sang contient dans lui-
même un principe glutineux &
balsamique, dont l'effet est de
coller & de souder, pour ainsi
dire, les lévres d'une plaie fort
promptement : le Chirurgien n'a
donc autre chose à faire que d'ôter
tout ce qui pourroit mettre obs-
tacle à cette réunion.

Voici la méthode qu'on doit
suivre pour panser une plaie simple
qui a été faite par un instrument
tranchant : il faut premiérement
la laver avec l'eau ou le vin chaud,
pour la nettoyer des caillots de
sang & des ordures qui pourroient
s'y être insinuées ; ensuite on en
rapprochera les bords ou les lévres le plus près qu'on pourra,

les uns des autres : on les maintiendra ainsi rapprochées par le
moyen de trois compresses, dont
deux seront appliquées sur les bords
de la plaie, une de chaque côté,
& la troisieme par - dessus ; on
assujettira ces trois compresses par
plusieurs tours de bande, qui ne
seront ni trop ni trop peu serrés.

On ne doit lever cet appareil
que vingt-quatre heures après l'a-
voir mis, à moins que quelque
accident, comme une grande douleur ou une perte de sang, n'o-
blige à le lever plutôt : si l'o-
pération a été bien faite, la plaie
se trouvera guérie, comme nous
l'avons déja dit ; si par contraire
l'opération a été mal faite, &
que par conséquent la réunion
n'ait pas eu lieu, la plaie viendra
à suppuration de toute nécessité,
& voici la marche qu'elle tiendra.

Ses bords se gonfleront, s'en-
flammeront, deviendront douloureux ; la fiévre se mettra bientôt

de la partie, sur-tout si la plaie
est considérable. Pendant les premiers jours il en découlera une
eau roussâtre, & en petite quantité, ensuite un pus sanieux &
de peu de consistance, qui de-
viendra de jour en jour plus blanc
& plus épais : alors le gonflement,
l'inflammation, la douleur & tous
les autres symptomes diminuent,
la fiévre calme, & le fond de la
plaie commence à se garnir de
nouvelles chairs ; elles deviennent
d'un jour à l'autre plus rouges,
plus graineuses & plus fermes ; enfin
elles remplissent toute la plaie, dont
les bords blanchissent & s'allongent
pour former la cicatrice.

Dans les premiers jours on pansera cette plaie avec un plumaceau
de charpie garni du digestif (N°.45),
par-dessus lequel on mettra un
morceau de linge garni de l'emplâtre (N°. 47). Quand le pus
commencera à s'épaissir & à blanchir, on substituera au digestif le

baume (N°. 48); enfin dès que la cicatrice commencera à se former, on abandonnera l'usage du digestif & du baume, pour ne se servir que d'un plumaceau de charpie, par-dessus lequel on mettra toujours l'emplâtre (N°. 47) jusques à guérison.

Si malgré l'usage de la charpie seche, les chairs croissent trop, deviennent molasses & blafardes, & qu'elles excedent le niveau de la peau, on les réprimera en augmentant l'épaisseur du plumaceau de charpie, qu'on assujettira par quelques tours de bande un peu plus serrés qu'à l'ordinaire ; si cette compression ne suffit pas pour réprimer les chairs, on lavera à chaque pansement la plaie avec l'eau vegeto-minérale (N°. 35) un peu dégourdie : on touchera même légérement les chairs avec l'extrait pur du même N°., si la lotion n'est pas suffisante ; ce qu'on continuera jusques à ce qu'elles soient au niveau de la peau.

Toute plaie, excepté celles d'armes à feu, est accompagnée d'une hémorragie ou d'une perte de sang plus ou moins grande : il est donc nécessaire que les Marins apprennent à remédier à cet accident, qui dans certaines plaies, quoique de leur nature peu dangereuses, est capable de les effrayer, & de les empêcher d'y apporter des remedes ; ce qui pourroit les rendre mortelles.

Pour arrêter le sang qui sort d'une plaie, il suffit de la remplir de charpie brute, qu'on assujettit avec des compresses & une bande un peu serrée : ce moyen réussit ordinairement, à moins qu'il n'y ait quelque tronc considérable d'artere ouvert ; cela étant, il faut recourir à des moyens plus efficaces, tels que sont ceux que je vais décrire.

Le moyen le plus efficace, & le remede le plus sûr que connoisse la Chirurgie pour arrêter

le fang, eſt l'agaric de chêne préparé en guiſe d'amadou ; on peut
lui ſubſtituer l'amadou ordinaire
qui eſt un autre eſpece d'agaric,
duquel je me ſuis ſervi pluſieurs
fois avec le plus grand ſuccès : on
choiſira celui qui eſt le plus moël-
leux, le plus doux & le plus épais ;
on le pliera en trois ou quatre
doubles, & on l'appliquera ſur l'ouverture du vaiſſeau qui donne le
fang. Pour retirer de cette application le fruit qu'on en eſpere, il
faut avoir ſoin auparavant de bien
eſſuyer la plaie avec une éponge
mouillée ; autrement le ſang qui
humecteroit continuellement l'amadou, en rendroit l'application inutile.

S'il y a une artere conſidérable
ouverte, il faut faire au deſſus de
la plaie, avant que d'appliquer l'a-
madou, une ligature avec un ru-
ban de fil ou une jarretiere : on
paſſera dans cette ligature, qui
ne doit pas être fort ſerrée, un
bâton de trois ou quatre pouces

de longueur, & de l'épaiſſeur d'un pouce, qu'on tournera en guiſe de garrot pour former un tourniquet ; par ce moyen on ſe rendra maître du ſang. Pendant qu'on eſſuye la plaie avec une éponge mouillée, & qu'on place l'amadou, on le maintiendra dans cette ſituation, en le couvrant d'une certaine quantité de charpie qui ſurpaſſe le niveau de la peau, & on l'aſſujettira avec des compreſſes, & la quantité de tours de bande qui paroîtront néceſſaires ; on peut alors lâcher le tourniquet & l'ôter même tout-à-fait, ſi l'on comprend qu'on ſe ſoit rendu maître du ſang.

On ne doit panſer les plaies pour leſquelles on a été obligé de ſe ſervir de l'amadou, que deux & même trois fois vingt-quatre heures après ſon application ; on doit encore prendre garde en les panſant de ne pas renouveller l'hémorragie, en enlevant trop précipi-

tamment la charpie & l'amadou :
s'ils font encore collés & attachés à
la plaie, il n'y a pas du mal d'attendre qu'ils fe détachent & tombent d'eux mêmes ; ce qui arrivera,
dès que la fuppuration commencera à s'établir : on tachera de la
procurer au plus vîte, en fe fer-
vant dans les premiers panfemens
du digeftif (N°. 45), & on fe
conduira jufques à guérifon de la
même façon qu'il a été indiqué
ci-deffus.

Les plaies dont les bords font
meurtris ou emportés, celles qui
ont été faites par quelque inftru-
ment contondant, celles qui font
avec déperdition de fubftance,
& particulierement les plaies d'armes à feu, ne font point dans le
cas de la réunion ; il faut au contraire travailler à leur procurer au
plutôt la fuppuration : on l'obtien-
dra par le moyen des plumaceaux,
ou des bourdonets mollets trempés
dans le digeftif (N°. 45). Il ne

faut jamais tamponer ces fortes de plaies, comme le pratiquent plufieurs perfonnes, & même des Chirurgiens; une pareille méthode eft dangereufe & nuifible. Ces bourdonets introduits avec force, font autant de corps étrangers capables d'occafionner une tenfion & une inflammation confidérable, la fiévre, des douleurs violentes, enfin mille accidens des plus graves, qui ne furviennent que trop à de pareilles plaies, quelque attention qu'on ait de les panfer mollement & fuperficiellement.

On évitera & on remédiera à la tenfion, à l'inflammation & à la douleur, par le moyen des faignées plus ou moins réitérées; on les proportionnera à la qualité de la plaie, à l'âge, aux forces, au tempérament des malades, à la violence des douleurs & de la fiévre; la diéte fera proportionnée à la qualité & à la durée de ces mêmes accidens; on ne leur per-

mettra aucun aliment solide jufques à ce qu'ils foient calmés &
la fuppuration bien établie. Pour
concourir aux mêmes fins, on en-
vironnera la plaie de compreffes
trempées dans la décoction (N°. 11),
ou du cataplafme (N°. 36); ce
qu'on continuera jufques à ce que
l'inflammation ait ceffé, ou qu'elle
ait pour le moins beaucoup diminué.

Si malgré les faignées, l'application des fomentations & des cataplafmes indiqués, malgré la diéte
& l'abondante boiffon d'une des
ptifanes du (N°. 21), l'inflammation augmentoit & faifoit craindre la gangréne, ce qu'on connoîtroit au changement de couleur de la peau, qui de rouge de-
viendroit livide, avec des cloches
ou des ampoules fur fa fuperficie,
il faudroit alors fubftituer au digeftif (N°. 45) celui du (N°. 46),
faire des fomentations fur tous les
environs de la plaie avec la dé-

coction du (N°. 44), & donner aux bleſſés de quatre en quatre heures une priſe du remede (N°. 28); ce qu'on continueroit juſques à ce que la plaie fût en meilleur état & la ſuppuration bien établie.

Toutes les vertus qu'on attribue à une infinité de baumes, d'onguens & d'emplâtres pour la guériſon des plaies, ne ſont qu'illuſion & pure charlatanerie : toutes ces differentes compoſitions n'ont pas plus d'efficace que les remedes que j'ai indiqué ; leur plus grande vertu, je penſe, conſiſte dans le profit qu'en retirent ceux qui les débitent, en les donnant comme des ſecrets, ou dans la crédulité des ignorans qui croyent qu'un remede a la vertu de guérir toute ſorte de plaie, parce qu'en s'en ſervant ils en ont guéri deux ou trois qui leur paroiſſoient d'une grande conſéquence, & qui cependant étoient fort legeres, & auroient été guéries par l'application du premier onguent ou du premier emplâtre qui tombe sous la main : la réunion des plaies , la régénération des chairs & la formation de la cicatrice sont l'ouvrage de la seule nature , & non l'effet de l'application de tel ou tel onguent ; si l'art l'aide quelquefois , ce n'est qu'en levant les obstacles qui s'y opposent : quand , par exemple , il se trouve quelque corps étranger dans une plaie , on doit faire tout son possible pour le retirer ; sans cela on ne doit point attendre de guérison , quand même on employeroit les baumes & les onguens les plus précieux & les plus spécifiques. C'est encore une erreur de croire qu'il y a des remedes particuliers capables de les attirer au dehors ; on doit , comme je l'ai dit , faire tous ses efforts pour les ôter , avec les mains ou avec les instrumens. Il arrive cependant quelquefois qu'on ne peut en venir à bout : alors s'ils sont d'une certaine nature à ne pas pouvoir piquer, comme les bales de mousquet & autres corps ronds, & qu'ils soient placés dans certains endroits où ils ne puissent pas gêner les fonctions, on doit en abandonner la sortie à la seule nature; souvent même ils restent dans les chairs, sans causer la moindre incommodité, & la plaie ne guérit pas moins; mais plus ordinairement ils sont poussés au dehors & entraînés par la suppuration, pourvu toutefois qu'on ait eu l'attention d'aggrandir l'ouverture extérieure de la plaie, & d'empêcher qu'elle ne se ferme, avant que son fond soit garni de bonnes chairs.

Les Marins sont dans l'usage d'appliquer sur les plaies qui suppurent, d'eau-de-vie, de tafia & d'autres liqueurs spiritueuses. Cette coutume est très-dangereuse; car l'application de ces liqueurs dessèche les fibres, augmente l'inflammation, & empêche la suppuration, sans laquelle la régénération des chairs & la cicatrice ne peuvent se faire : elle n'est bonne tout au plus que dans le premier tems d'une plaie, c'est-à-dire, tandis qu'elle est encore sanglante, & seulement dans le cas où il n'y a qu'une simple division sans déperdition de substance. Or je crois avoir démontré qu'il n'est alors besoin d'aucun remede, la nature se suffisant à elle-même pour opérer la réunion, pourvu qu'on en rapproche les bords : d'où je conclus que les applications spiritueuses sont au moins inutiles & à pure perte, quand il n'y a qu'une simple division.

Des Ulceres.

Les ulceres sont des solutions de continuité, c'est à-dire, des plaies avec déperdition de substance, & écoulement de pus entretenu par un vice local, ou par quelqu'autre vice particulier du sang : on ne peut espérer de guérir ces derniers, à moins qu'on ne travaille en même-tems à détruire les différens vices qui les entretiennent par les spécifiques qui leur sont propres ; s'ils dependent d'un virus vérolique ou scorbutique, on n'a qu'à consulter les deux Chapitres qui traitent particuliérement de ces maladies.

Ceux qui ne sont entretenus que par un vice local, sont quelquefois la suite d'une plaie, d'une tumeur ou d'une contusion mal pansées ; ces accidens arrivent fréquemment aux Marins, qui ont la plûpart les jambes couvertes d'ulceres provenant de pareille cause : voici en conséquence la méthode avec laquelle on doit les traiter, si l'on veut les guérir promptement.

Si les bords de ces ulceres sont durs & secs, si le pus qui en découle est séreux, âcre & fétide, enfin s'il occasionne des boutons, une inflammation & de nouvelles ulcérations sur les parties voisines

qui

qui en font abreuvées, on les pan-
fera avec un plumaceau garni du
digeſtif (N°. 45), par-deſſus lequel
on mettra l'emplâtre du (N°. 57);
on couvrira le tout d'une compreſſe trempée dans la décoction
(N°. 11), à laquelle on ajoutera un peu de vinaigre ou d'eau-
de - vie. Ce panſement continué
pendant quelques jours , & renou-
vellé ſoir & matin, diminuera
l'inflammation , & ramollira les
bords de l'ulcere; dès qu'on s'appercevra d'un pareil changement,
ou ſubſtituera au digeſtif l'onguent
du (N°. 57), qui eſt admirable
pour détruire, conſumer les mauvaiſes chairs , fondre les calloſités
& changer les mauvaiſes qualités
du pus en une meilleure : par le
moyen de cet onguent le fond de
l'ulcere ſe déterge bientôt ; les
chairs, de livides & mollaſſes qu'elles
étoient , deviennent fermes, vermeilles & grainues; on les voit
croître inſenſiblement : alors on

doit abandonner l'ufage de l'onguent, pour fe fervir pendant
quelques jours du baume (N°. 48),
qu'on continuera jufques à ce que
les bords de l'ulcere commencent
à s'allonger & la cicatrice à fe
former. Dans cet état on ne pan-
fera plus fi fréquemment, & on
n'employera pour le refte des panfemens que la charpie feule couverte de l'emplatre (N°. 47) jufques à guérifon.

Il n'eft point d'ulcere, quelque invétéré qu'il foit, qui réfifte
à un pareil traitement : on peut
& on doit même aider l'action
des topiques par un régime humectant, & par une abondante
boiffon de quelque liqueur rafraî-
chiffante, ou des prifanes du
(N°. 21), & fur-tout par la
fituation. Je dis par la fituation,
car on ne peut fe flatter de guérir
promptement les ulceres des jambes, à moins que ceux qui en
font attaqués, ne gardent le repos

pendant tout le tems du traitement.

C'eſt au manque de cette précaution que l'on doit attribuer la
longueur des maux de jambes ,
qui ſont ſi fréquens parmi les Marins , & qui durent quelquefois
des années entieres , & même
toute leur vie : il eſt vrai que
les alimens ſalés dont ils ſe nourriſſent , la mauvaiſe eau qu'ils boivent & l'air ſalin qu'ils reſpirent ,
peuvent rendre ces ulceres plus
opiniâtres ; mais on parviendra
ſûrement à les guérir , ſi on les
traite ſelon la méthode que j'ai
indiqué.

CHAPITRE II.

Des Contusions, des Meurtrissures, des Fractures & des Dislocations en général.

LES contusions ou meurtrissures font la suite de quelque coup ou de quelque chute ; elles font plus ou moins considérables , en raison du plus ou moins de violence de la cause qui les a occasionnées : dans toute sorte de meurtrissure , ou les vaisseaux de la partie meurtrie sont divisés , alors le sang s'épanche dans le voisinage de la blessure , ou ils ne le sont pas , & alors le sang ne s'extravase point ; mais les vaisseaux restent affoiblis par la violence du coup. Si le sang meurtri ou extravasé ne se résout pas par la force de la nature ou des remedes , & que les vaisseaux ne reprennent pas leur ressort, il peut furvenir à la meurtriffure, quand elle eſt conſidérable, inflammation, abcès, & quelquefois même la gangréne.

Les contuſions ſont plus ou moins dangereuſes, ſelon la violence du coup ou de la chute, & la qualité des parties qui ſont bleſſées : celles des tendons, des nerfs & des gros vaiſſeaux, occaſionnent des accidens graves, ſi les parties intérieures ont été contuſes, qu'il y ait épanchement de ſang dans quelque capacité, comme le crâne, la poitrine & le bas-ventre ; elles ſont ſuivies quelquefois de ſuppuration, & d'autres fois elles cauſent une mort ſubite, comme il arrive aux perſonnes qui font quelque chute d'un endroit fort élevé, ou qui ont reçu des coups violens ſur la tête ou ſur la poitrine, ſans qu'il paroiſſe aucun mal extérieurement.

Pour guérir les meurtriſſures légeres, il ſuffit de les couvrir d'une compresse trempée dans la liqueur vegeto-minérale (N°. 35), à laquelle on mêlera une troisieme partie d'eau-de-vie. Ce remede continué résout le sang meurtri, coagulé, & le détermine à rentrer dans ses vaisseaux : on connoît que cela se fait, en ce que la tumeur qu'il occasionnoit, diminue de jour en jour, & change de couleur; de noire qu'elle étoit dans le commencement, elle devient brune, ensuite jaune, & à mesure qu'elle disparoît, la peau reprend peu-à-peu sa couleur naturelle, les fibres leur force & leur ressort. La fomentation du (N°. 60) & le cataplasme du (N°. 59) produisent le même effet que la liqueur vegeto-minérale du (N°. 35) : on peut substituer ces remedes les uns aux autres; mais la fomentation du (N°. 60) ne doit être employée que quand le sang commence à se résoudre.

Les liqueurs spiritueuses, comme
l'eau-de-vie pure, l'esprit de vin,
le tafia, l'eau vulnéraire, l'eau de
la Reine d'Hongrie, & beaucoup
d'autres que les Marins employent
journellement & sans attention
pour toute sorte de contusion,
ne produisent pas toujours l'effet
désiré, & sont souvent nuisibles,
sur-tout si on les applique dans le
commencement : elles épaississent
le sang meurtri, font transpirer
ses parties les plus subtiles, les
déterminent à passer dans l'interstice des muscles, ou les font figer
dans les vaisseaux meurtris ; d'où
s'ensuivent divers accidens qui ne
sont pas moins graves & dangereux, pour n'arriver que plusieurs
jours après : ainsi il est plus sûr
& plus prudent de ne les point
employer. Les emplâtres de térébenthine, & autres composés avec
les huiles, les graisses, les résines,
sont aussi très-dangereux : on a
vu fort souvent qu'une contusion

légere, & qui auroit été guérie en peu de tems, si on avoit abandonné la cure à la seule nature, est devenue fâcheuse & a dégénéré en gangréne par l'usage de pareils emplâtres.

On ne doit non plus jamais ouvrir les tumeurs formées par un sang meurtri & coagulé, à moins que quelque raison pressante n'y oblige : quelque grosses que soient ces tumeurs, elles se dissipent peu-à-peu par l'usage des remedes prescrits ; en faisant autrement, on occasionne souvent des ulceres dangereux.

Si un Matelot, un Mousse ont fait une chute du haut d'un mât, d'une vergue ou d'une antenne, on doit les transporter tout de suite sur un matelas, & les tenir bien chaudement ; il ne faut pas, en cas qu'ils ayent perdu connoissance, les remuer ou les secouer fortement pour leur rappeller le sentiment ; on ne doit pas non plus leur faire avaler du vin ou de liqueur pour ranimer leurs forces : tous ces prétendus secours sont préjudiciables ; il convient de les laisser en repos, & de les faire saigner tout de suite, si on en a la commodité. On fera écorcher après un mouton, une brebis, un bouc, & on les enveloppera dans une de ces peaux encore chaudes ; ce qui est fort usité parmi les Marins, & n'est pas à négliger. Si les contusions sont sur la tête, on appliquera sur cette partie qu'on aura auparavant rasée, la fomentation du (Nº. 60) le plus chaudement qu'il sera possible ; ce qu'on continuera, selon le plus ou le moins de soulagement que ce remede procurera aux blessés. S'il y a fracture au crâne, épanchement sur le cerveau, compression ou commotion de cette partie, ce que le Chirurgien connoîtra par les signes qui caractérisent ces divers accidens, c'est à lui à faire les inci-

fions & les opérations qu'il trouvera néceffaires, & fur lefquelles
je ne m'étends pas, pour ne pas fortir de mon fujet.

Si la chute a occafionné quelque fracture ou quelque difloca-
tion aux bras, aux jambes, ou à
d'autres parties, le Chirurgien rapprochera de même les piéces frac-
turées, ou remettra les os dans leur
place naturelle, & les maintiendra par les bandages & les liens
convenables.

Il y a cependant des fractures &
des luxations qui font fi vifibles, &
fi faciles à remettre ou à réduire,
qu'un Marin qui aura tant foit peu
de jugement, pourra le faire, au
défaut d'un Chirurgien. La crépi-
tation ou le bruit que font les extrémités des os rompus, quand on
les remue doucement, & qu'on les
fait glifler les uns contre les autres,
eft le figne le plus certain de la
fracture : il faut alors , tandis
qu'une perfonne empoigne & tire

à lui l'extrémité du membre fracturé, & qu'une autre tire l'autre
extrémité dans un sens contraire ;
il faut, dis-je, qu'une troisieme
qui sera la plus intelligente, empoigne avec les deux mains jointes
la partie dans l'endroit où l'os est
rompu, pousse, comprime, rapproche & égalise les deux bouts de
l'os l'un contre l'autre.

Le succès d'une pareille opération sera certain, si le membre
qui étoit rompu devient égal en
longueur à celui qui est sain, s'il
ne reste point d'inégalité dans l'endroit fracturé, & sur-tout si la douleur que ressentoit le blessé, cesse
ou diminue tout de suite considé-
rablement. Pour maintenir les os
en situation, il faut 1°. appliquer
une compresse circulaire trempée
dans un mélange d'eau-de-vie, de
blanc d'œuf, d'eau commune &
de vinaigre, & par-dessus cette
compresse une bande assez longue
dont on fera des circonvolutions

autour de la partie, en commençant par deux ou trois tours de
bande fur la fracture même ; on
appliquera une feconde bande de
la même façon, & puis une troifieme, qui fervira à égalifer la
partie, en mettant par-deffous de
petites compreffes dans les endroits
qui paroîtront l'exiger : on entourera enfuite la partie avec trois ou
quatre atteles, qui font de petits
morceaux de bois mince, plus larges que longs, de fer blanc ou de
carton ; on les affujettira avec trois
rubans de fil, dont l'un fera placé
au milieu, & les deux autres aux
extrémités des atteles. Si la fracture eft au bras ou à l'avant-bras,
on fera une goutiere de carton ou
de fer blanc en forme de tuile,
fur laquelle on repofera le membre, & qui fervira à maintenir le
refte de l'appareil ; on pliera l'avant-
bras, & on le foutiendra par le
moyen d'un mouchoir ou d'une
ferviette pliée en triangle & mife
en guife d'écharpe.

Si la fracture eſt à la cuiſſe ou à la jambe, on mettra les parties dans une ſituation horiſontale, & on l'empêchera de vaciller d'une part ou d'autre par le moyen d'une goutiere ſemblable à celle du bras, ou par des fanons qui ſont deux morceaux de bois ronds pliés, un de chaque côré, aux extrémités d'une ſerviette, & aſſujettis avec du fil, avec leſquels on forme une eſpece de goutiere. Je crois en avoir aſſez dit au ſujet des fractures pour ceux qui ne ſont pas de l'Art ; les Chirurgiens trouveront cette matiere traitée plus au long dans les Maladies des Os de Mr. Petit.

Pour ce qui eſt des diſlocations, il s'en trouve auſſi qui ſont fort faciles à remettre : on les connoît en général par la difficulté qu'on a de faire exécuter aux membres diſloqués leurs différens mouvemens, par la difformité de la parie ſur laquelle il paroît une élévation dans l'endroit où se trouve la tête de l'os, tandis qu'on voit un enfoncement dans celui où elle devroit être naturellement ; ce qui se reconnoît encore mieux en comparant le membre sain avec celui qui est blessé : bien plus, le membre disloqué est toujours plus court ou plus long que celui qui est sain.

Pour réduire un os luxé & le remettre en sa place, il faut, de même que pour les fractures, trois personnes, dont une tirera le membre à elle, en l'empoignant par l'extrémité opposée à la dislocation ; la seconde empoignera avec les deux mains la partie la plus voisine de l'endroit disloqué, & tirera dans un sens opposé ; enfin la troisieme empoignant l'os dans l'endroit disloqué, le conduira en sa place. On est sûr d'avoir réussi, si le malade se trouve soulagé dans le moment même que l'opération est faite ; si le membre recouvre sa gure & sa rectitude ordinaire ; si l'on a entendu un certain bruit ou claquement qui annonce que l'os est entré dans sa place ; enfin si le membre est en état d'exécuter ses divers mouvemens. Pour maintenir l'os qui avoit été luxé dans sa place, on entourera l'articulation d'une compresse circulaire trempée dans le vin chaud, ou l'eau-de-vie mêlée avec partie égale d'eau tiéde, & on l'assujettira avec plusieurs tours de bande.

Il y a des dislocations qui sont difficiles à connoître, & encore plus à remettre : il faut alors, en attendant qu'on puisse se procurer un Chirurgien, appliquer sur la partie luxée des cataplasmes & des fomentations avec les plantes du (No. 11) ou de leur décoction, pour empêcher le progrès de l'inflammation & l'épaississement de la sinovie.

Les remedes internes que les Marins employent ordinairement

pour les contusions, les meurtrissures, les fractures même & les dislocations, sont la térébenthine prise
dans un œuf, la mumie, les baumes du Perou, de la Mecque, &
autres semblables; tous ces remedes sont nuisibles, & occasionnent
souvent la fiévre. Si la térébenthine a paru quelquefois produire
de bons effets, c'est qu'elle a purgé
les malades qui en avoient pris.

Je ne dois pas passer sous silence
les entorses & les foulures, qui sont
des accidens fort communs parmi
les gens de mer; on les doit traiter
de la même façon que les contusions & les meurtrissures : il faut
bien se garder de froter rudement,
de tirailler ces parties qui sont
fort douloureuses, sous prétexte
qu'il y a des tendons chevauchés,
comme quelques ignorans le prétendent, des aiguilles rompues ou
sorties de leur place; les frotemens
& les tiraillemens violens attirent
souvent sur ces parties une inflam-

mation confidérable, & qui a quelquefois des fuites fâcheufes. On
doit donc traiter les entorfes &
les foulures, quelque confidérables
qu'elles foient, comme les contu-
fions, & employer pour leur guérifon les mêmes remedes, & fur-
tout tenir la partie dans un parfait
repos jufques à ce que les douleurs foient calmées.

CHAPITRE III.

Des Clous, des Furoncles & des Abcès phlegmoneux.

LES clous ou furoncles que
nous connoiffons en Provence
fous le nom générique de *flairons*,
font de petites tumeurs qui s'élevent en pointe, avec chaleur, rougeur & douleur ; ceux qui font
fitués fur les parties tendineufes,
ou au voifinage des articulations,
font encore plus douloureux. Comme tout le monde connoît ces tu-

meurs, je crois qu'il n'eſt pas néceſſaire d'en donner une deſcription plus ample : elles ſont occaſionnées chez les Marins par la mal-
propreté, les alimens ſalés dont ils
ſe nourriſſent, & l'air ſalin qu'ils
reſpirent continuellement.

Quelquefois les furoncles viennent ſeuls ; d'autres fois il s'en rencontre pluſieurs à la fois ſur la même partie, ou en différens endroits
du corps ; quelquefois auſſi ils ſe
ſuccedent les uns aux autres. Si
ces tumeurs ſont conſidérables, &
qu'elles attaquent les environs des
articulations, elles cauſent des douleurs très-vives, & très-ſouvent la
fiévre ; elles empêchent même de
dormir.

Pour guérir les furoncles, & ſur-
tout ceux qui ſont conſidérables,
il faut en premier lieu que les
malades obſervent un certain régime, qu'ils boivent abondamment
d'une des ptiſanes du (Nº. 21) ;
ils prendront en outre chaque jour

deux lavemens avec la décoction
(N°. 11) : on ne doit pas négliger la faignée, fi la douleur & l'inflammation font confidérables ; on
la réitérera même, felon la violence
de ces accidens : on appliquera en
même-tems fur les furoncles le
cataplafme du (N°. 36) pendant quelques jours , & enfuite
l'emplâtre du (N°. 47), par-deffous lequel on mettra un petit plumaceau de charpie fine couvert
de l'onguent (N°. 56), jufques
à ce qu'ils ayent percé. On en voit
alors fortir quelques goutes d'une
férofité rouffâtre, & l'on apperçoit
au centre de la tumeur quelque
chofe qui reffembre à du pus épaiffi, ou à de la chair pourrie, qu'on
appelle le bourbillon : pour en hâter la fortie , on appliquera fur
l'ouverture du furoncle un plumaceau garni du digeftif (N°. 45)
avec l'emplâtre (N°. 47) par-def-
fus. Dès que le bourbillon eft forti,
le pus qui auparavant étoit abon-

dant & féreux, s'épaiſſit & ſort en
moindre quantité ; c'eſt alors que
les bords du furoncle s'affaiſſent,
& que l'ulcere ſe cicatriſe par le
moyen du ſeul emplâtre (N°. 47).

Les furoncles bénins, ou qui
ne ſont pas ſitués ſur les parties tendineuſes ni aux environs
des articulations, ſe guériſſent facilement avec le ſeul emplâtre du
(N°. 47).

Les tumeurs inflammatoires &
phlegmoneuſes ſont à-peu-près du
même caractere que les furoncles,
mais elles occupent une plus grande étendue qu'eux, ſont moins
douloureuſes, & ne viennent pas ſi
facilement en ſuppuration ; c'eſt
pourquoi dans les commencemens
il faut tacher de les réſoudre par
l'application du cataplaſme (N°. 36),
par la ſaignée réitérée, les lavemens, la diéte, & l'abondante
boiſſon d'une des ptiſanes (N°. 21).
Si malgré ces ſecours on voit qu'elles augmentent & qu'elles pren-

ment la voie de la suppuration, on facilitera la formation du pus, en substituant au cataplasme ci-dessus celui du (N°. 37), & même celui du (N°. 38), qu'on continuera jusques à ce que la tumeur ait percé d'elle - même ; & en cas qu'elle tardât trop à le faire, & qu'on eût un Chirurgien pour l'ouvrir, il le feroit avec une lancette : le pus étant sorti, on pansera la petite plaie avec le seul emplâtre (N°. 47) jusques à guérison.

CHAPITRE IV.

De la Brulure.

LES Marins sont exposés aux brulures par la poix, le suif, la résine & autres ingrédiens qu'ils font fondre pour enduire leurs Bâtimens, & le plus souvent par la poudre à Canon.

Si la brulure est légere, & qu'il

ne se soit point formé sur la partie brulée des cloches ou ampoules, il suffit d'y appliquer une compresse trempée dans l'eau vegeto-minérale (N°. 35), & d'en renouveller l'application à mesure qu'elle se desseche ; ce qui diminue & calme la douleur en peu de tems. Si la brulure est plus considérable, & qu'il se soit formé des ampoules, après les avoir coupées & enlevées, on les couvrira du liniment (N°. 58), duquel on étendra une couche avec la barbe d'une plume. Ce remede calme tout de suite la douleur, comme par miracle : dès que cette premiere couche commence à se dessécher par la chaleur de la partie, la douleur se renouvelle, il faut alors en appliquer une autre couche ; ce qu'on continuera jusques à guérison.

On ne doit mettre sur les parties brulées aucune compresse ni aucune espece de linge, après avoir appliqué le liniment ; ils em-

pêcheroient les bons effets du remede : on se contentera de couvrir la brulure avec un linge ou
un drap soutenu par un cercle de
bois, pour la garantir en été des
mouches, & en hiver du froid.

A chaque fois qu'on applique
une nouvelle couche, celle qu'on
avoit mise auparavant se desseche
& forme une croute : cette croute
s'épaissit & augmente chaque jour,
à mesure que la brulure se guérit ;
enfin elle tombe par écailles, sans
laisser la moindre cicatrice. Ce remede par conséquent est très-sou-
verain, & doit être employé particuliérement pour les brulures du
visage, & celles des autres parties
où il convient d'éviter la difformité des cicatrices.

Quoique ce liniment ne soit pas
de mon invention, & qu'on en
trouve la composition dans plusieurs Livres, je l'ai éprouvé assez
souvent, pour en garantir les bons
effets, dans les cas pour lesquels

je l'indique. On ne doit pas en faire beaucoup à la fois, parce qu'il s'épaissit à mesure qu'il reste quelque tems exposé à l'air : je pense même que pour éviter cet inconvénient, il conviendroit de n'en faire que la quantité nécessaire pour chaque pansement.

Si la brulure avoit été négligée, qu'il y eût déja une suppuration établie, ou qu'on l'eût pansée avec quelqu'autre onguent, je doute que le liniment que je prescris eût le même succès : il ne convient pas non plus, lorsque la brulure est profonde, qu'elle est accompagnée d'escarres ou de croutes considérables, comme celle qui a été faite par la poudre à Canon, &c.

Comme les brulures de cette derniere espece sont ordinairement accompagnées de tension, de gonflement & d'inflammation, on tachera de calmer ces accidens par les saignées plus ou moins réitérées,

térées, & par l'application conti-
nuée de la décoction émolliente
(N°. 11), dont on imbibera des
compresses qui serviront à entourer
la brulure & à ramollir les escarres. On les détachera ensuite avec
la pointe des ciseaux, si elles sont
profondes ; & si elles sont super-
ficielles, elles se détacheront d'elles-
mêmes par l'application d'un cerat
fait avec trois parties d'huile, dans
lequel on fera fondre une partie
de cire jaune ou blanche : on
étendra sur la brulure une couche de ce cerat appliqué sur du
papier brouillard jusques à guérison.

Souvent, quand les escarres sont
profondes, on trouve, après les
avoir détachées, une suppuration
déja établie, & qui s'est étendue
dans l'interstice des muscles, après
en avoir détruit tout le tissu cellulaire ; il faut alors panser avec
le digestif du (N° 46), jusques
à ce que les lambeaux de peau

L

& de chair pourries commencent
à se détacher, ensuite avec l'onguent du (N°. 55), jusques à
ce que la plaie soit détergée &
que les chairs commencent à croître : on peut même continuer
l'usage du même onguent, jusques à ce que la cicatrice commence à se former ; alors on ne
se servira que de la charpie seule
avec l'emplâtre (N°. 47) par-
dessus jusques à guérison.

CHAPITRE V.

Des Hernies ou Descentes.

LES Marins sont si fort sujets
aux hernies ou descentes,
qu'il y en a fort peu qui soient
parvenus jusques à un certain âge
sans être atteints de cette incommodité. Le travail forcé & les pe-
sans fardeaux qu'ils sont obligés
de soulever, sont la cause la plus
ordinaire de cette maladie. Les

bornes que je me suis prescrites,
ne me permettent pas d'entrer dans
le detail de toutes les especes de
hernies, qui different entr'elles,
autant par les différentes parties
contenues dans le bas-ventre qui
les forment, que par rapport aux
divers endroits où elles sont situées. Je me contenterai de faire
connoître celle qui survient ordinairement aux aines, & qu'on
appelle hernie inguinale ou hernie
incomplette, & cette même hernie,
lorsqu'elle descend jusques dans les
bourses, & qu'on appelle pour
cette raison hernie complette ou
bubonocelle, parce que les Marins
sont fort sujets à l'une & à l'autre.

On doit observer de ne point
prendre une hernie inguinale pour
une tumeur inflammatoire, ou
pour un bubon vénérien, qui surviennent ordinairement dans cette
partie : une pareille méprise seroit
dangereuse ; & si quelque Chirurgien naviguant, ou tout autre

Marin, venoit à faire l'ouverture d'une pareille tumeur, sous prétexte que sa mollesse indique une collection de pus, il en verroit sortir les excremens au lieu du pus, & le malade seroit dans un grand danger de mort. Pour éviter une pareille méprise, les Marins feront attention à ce qui suit. 1°. Ils observeront que la hernie se forme tout-à-coup, qu'elle est molle & point du tout douloureuse au tact, à moins qu'elle ne soit accompagnée d'étranglement & d'inflammation ; ce qu'on connoîtroit par les autres symptomes particuliers qui accompagnent les hernies avec étranglement, & qui seront détaillés plus bas. 2°. La hernie rentre facilement & disparoît même tout-à-fait, lorsque le malade a resté un certain tems couché sur le dos, sur-tout s'il a l'attention de tenir les cuisses écartées, les genoux pliés, & la tête plus basse que son corps : les cu meurs inflammatoires & les bubons vénériens au contraire se forment peu-à-peu, sont douloureux au toucher, durs, & ne rentrent jamais, quelque situation que le malade prenne.

Les descentes ne sont point des maladies dangereuses par elles-mêmes, mais elle peuvent le devenir par mille accidens imprévus. Les plus à craindre sont l'étranglement & l'inflammation, ils sont même souvent mortels ; les Marins les préviendront en portant de bonne heure un bandage ou brayer, & en le gardant pendant toute leur vie. Il conviendroit même que ces bandages fussent faits & appliqués par des Chirurgiens entendus dans ces sortes de maladies, & qui eussent pris la mesure sur la partie : ceux qui se servent indifféremment du premier qui leur tombe sous la main, risquent de ne pas en retirer tout le fruit qu'ils en devroient attendre, & il leur devient pour le moins inutile, s'il n'eſt pas nuiſible. Néanmoins comme on n'a pas toujours un Chirurgien pour le faire, en prendre la meſure & l'appliquer, quand il eſt néceſſaire, les Capitaines des Bâtimens devroient en avoir une certaine proviſion fabriqués par les plus habiles Maîtres, afin qu'ils puſſent dans le beſoin choiſir ceux qui ſeront les plus convenables.

Il arrive ſouvent que pour avoir négligé de porter de bonne heure un bandage, la hernie deſcend dans les bourſes, augmente de volume & y contracte des adhérences, de ſorte qu'on ne peut plus la faire rentrer dans le ventre : dans ce cas le bandage devient inutile, & celui qui a une pareille hernie eſt condamné à la porter toute ſa vie ; néanmoins pour le ſoulager, empêcher la tumeur d'augmenter de volume, & pour éviter en même-tems le tiraillement & la douleur qu'elle pourroit occasionner par sa pesanteur, on lui préparera une autre espece de bandage, qu'on appelle suspensoir, acccommodé au volume de la hernie.

L'accident le plus dangereux dont les hernies soient susceptibles, est, comme je l'ai dit, l'étranglement : cet étranglement est occasionné par l'augmentation de volume de la tumeur, laquelle augmentation reconnoît ordinairement pour cause une certaine quantité d'excrémens endurcis & accumulés dans la partie du boyau qui est dans l'aine ou dans les bourses, & qui ne peuvent plus rentrer dans le ventre; ce qui arrive souvent après quelque débauche qu'aura fait le malade, en suite de quelque coup qu'il aura reçu sur la hernie, de quelque chute ou de quelque effort violent qu'il aura fait. L'étranglement est encore occasionné plusieurs fois par une certaine quantité de vent renfermé dans la partie du boyau qui forme la hernie, & gêné par les excrémens endurcis. Quelle que soit la cause de cet étranglement, si les matieres ne prennent pas bientôt leur cours ordinaire en rentrant dans le ventre, le malade a tout à craindre, parce que l'inteſtin acquiert d'un moment à l'autre plus de volume, ſe trouve davantage comprimé & étranglé par les anneaux ; d'où s'enſuit l'interception de la communication entre l'eſtomac & le fondement, des douleurs affreuſes, des vomiſſemens preſque continuels, même des matieres ſtercorales, l'inflammation, la fiévre, la gangréne, le hoquet, le délire, les ſueurs froides, & la mort enfin qui termine tous ces maux, ſi on ne la prévient par l'opération, qui n'eſt pas elle-même ſans danger.

Pour remédier à l'étranglement, il faut tacher de faire rentrer la

hernie, si elle n'est pas adhérente;
& si elle l'est, il suffit de diminuer l'inflammation des anneaux,
& de ramollir les excrémens endurcis, pour qu'ils puissent prendre leur route ordinaire : dans l'un
ou l'autre cas, on fera placer le
malade commodément , c'est-à-
dire, la tête basse, les fesses relevées, les cuisses écartées & les
talons près des fesses ; alors on
maniera doucement la tumeur, en
l'empoignant avec les deux mains,
dont l'une sera placée au dessus
& l'autre au fond, ou à la partie
la plus basse de la hernie, & servira à la pousser de dehors en
dedans , c'est-à-dire, des cuisses
vers le nombril , sans pourtant la
trop presser, de peur de la meurtrir.

Si par cette manœuvre on ne
peut réussir à réduire la hernie,
ou à faire rentrer une partie des
matieres , il faut faire au malade
une saignée copieuse, & la pousser

L v

même jusques à défaillance, si l'on conjecture qu'il tombe facilement en syncope, & profiter de cet instant pour manier la tumeur, qui rentre alors fort facilement dans certains sujets & presque d'elle-même, quoiqu'on l'ait tenté inutilement avant la saignée : dans d'autres, on ne réussit pas aussi facilement ; alors certains Praticiens tachent de faire cette réduction du boyau, en suspendant le malade la tête en bas & les pieds en l'air. Si l'on n'est pas plus heureux dans cette nouvelle tentative, il faut tout de suite appliquer sur la hernie une éponge ou une compresse fort épaisse trempée dans l'eau vegeto-minérale froide du (N°. 35), & réitérer cette application, dès que l'on comprend que l'eau commence à s'échauffer.

Ce remede produit ordinairement de bons effets, selon les observations de Monsieur Goulard, fameux Chirurgien de Montpellier :

je l'ai éprouvé moi-même plusieurs fois avec le plus grand succès. Il faut donc employer les fomentations froides pendant le premier & le second jour, & si l'on voit qu'elles sont insuffisantes, avoir recours aux fomentations émollientes (N°. 11), ou aux cataplasmes de même qualité, tel que celui du (N°. 37), qu'on renouvellera de quatre en quatre heures; mais si par tous ces moyens on ne peut parvenir à diminuer l'inflammation & l'étranglement, & à faire rentrer la hernie par les nouvelles tentatives qu'on fera avec les mains, la gangréne s'empare bientôt de la partie & la mort s'ensuit; ce qu'on ne peut prévenir qu'en faisant de bonne heure l'opération, & avant que la gangréne se soit manifestée.

Il est arrivé cependant quelquefois, mais fort rarement, que certains malades n'ayant pas voulu se soumettre à l'opération dans le

tems qu'elle étoit encore prati-
quable, la gangréne s'est empa-
rée de la partie, l'a faite tomber
en pourriture, & qu'ensuite s'é-
tant fixée, il s'étoit formé, après
la chute des escarres gangréneux,
un anus artificiel dans cet endroit
par où ils rendoient leurs excrémens. Il y en a même qui ont été
guéris de cette incommodité avec
le tems ; mais de pareils exemples sont très-rares, & ceux qui
refusent l'opération, ou la different sur un fondement aussi léger,
ont tout à craindre & peu à es-
perer, car le moindre retarde-
ment peut leur causer la mort.

CHAPITRE VI.

De la Morsure des Animaux venimeux.

LEs Marins sont exposés à être mordus par des serpens & autres animaux venimeux, dans les divers Pays où ils abordent. Pour traiter ces morsures, j'ai cru ne pouvoir mieux faire que de leur indiquer la méthode de *Kaempfer*. Ce fameux Voyageur assure l'avoir toujours employée avec succès dans ses différens voyages en Amérique & aux Indes, où les animaux venimeux se trouvent en grande quantité, & où leurs morsures sont extrêmement dangereuses.

Cette méthode consiste à faire tout de suite au dessus de la partie mordue, une ligature un peu serrée, pour empêcher le venin de se porter plus haut; on scarifiera ensuite avec une lancette la plaie, pour la faire dégorger de tout le sang qu'elle contient ; enfin on la remplira de bonne thériaque , & on la couvrira d'un linge qui en soit chargé, en guise d'emplâtre. Il est encore essentiel de faire avaler à ceux qui ont été mordus, deux dragmes de thériaque détrempée dans du bon vin rouge ou blanc le matin à jeun, & autant le soir avant qu'ils entrent au lit ; ce qu'on continuera pendant sept à huit jours. Ce remede procure ordinairement une sueur salutaire qui fait transpirer au dehors le peu de venin qui peut s'être insinué dans le sang, & empêche par ce moyen les mauvaises suites de la morsure.

Cette méthode, comme l'on voit, est moins cruelle que les cautérisations avec un fer rouge, ou les brulures avec l'huile bouillante, qu'on employe ordinairement pour ces sortes de morsures : l'autorité de Monsieur Kaempfer doit ser-

vir de garant pour la réuſſite ; &
certes on ne peut en avoir de
meilleur.

CHAPITRE VII.

De la Galle.

LA galle eſt une maladie qui
eſt connue d'un chacun : on
en diſtingue de deux eſpeces, la
galle ſeche & la galle humide ;
la premiere qu'on appelle auſſi
galle canine, ou galle des chiens,
à cauſe que ces animaux y ſont
fort ſujets, ſe reconnoît à une infinité de petits boutons, dont le
plus grand nombre paroît être
logé ſous la peau. Les boutons de
la ſeconde eſpece ſont plus gros,
& remplis d'humidité ; ils forment
dans l'intervalle qu'ils laiſſent entr'eux, des gerſures, des cre-
vaſſes qui ſuppurent, & quelquefois même des ulceres crouteux.
Il faut obſerver que les boutons

de la galle qui se trouvent en grande quantité aux articulations de la main & des doigts chez tous les galleux en général, se trouvent ordinairement en fort petite quantité chez les Marins, à cause de l'eau salée dont ils se lavent souvent les mains; ainsi il faut prendre garde que l'absence de ce signe ne fasse pas méconnoître cette maladie.

La galle, qui a son signe dans le tissu cellulaire de la peau, n'est pas ordinairement une maladie fort dangereuse; mais elle cause à ceux qui en sont attaqués, un prurit & une démangeaison insupportable, sur-tout quand ils sont au lit ou ressentent la chaleur : elle est occasionnée par l'âcreté du sang, la malpropreté & une transpiration arrêtée. Il n'est donc pas surprenant que les Marins qui ne se nourrissent que d'alimens salés, qui respirent continuellement un air salin, qui éprouvent toutes les viciſſitudes de l'air, & qui n'ont pas tous les moyens & toutes les commodités néceſſaires pour ſe tenir propres, y ſoient ſi ſujets.

La galle eſt contagieuſe & ſe multiplie aiſément parmi les Equipages des Vaiſſeaux qui ſont logés à l'étroit, & couchent, pour ainſi dire, pêle-mêle : ainſi on doit de bonne heure traiter ceux qui en ſont les premiers atteints, pour éviter qu'elle ne ſe communique à tous les autres.

Il n'y a rien de plus facile à guérir que la galle, lorſqu'elle eſt récente & qu'elle vient par communication ; mais il eſt plus difficile de guérir celle qui eſt invétérée ou qui provient d'une âcreté du ſang : il eſt même dangereux de le faire avec des remedes extérieurs, ſans avoir auparavant adouci l'âcreté du ſang par les remedes appropriés ; car l'on a vu plus d'une fois ſurvenir des maladies dangereuſes, qui n'étoient occafionnées que par une galle répérentée qui s'étoit portée fur la poitrine, ou fur d'autres parties principales.

On doit donc traiter différemment la galle felon la caufe qui l'a produite : fi elle eft venue à un quelqu'un depuis peu par contagion, c'eft-à-dire, pour avoir communiqué avec d'autres galleux, on l'en délivrera promptement par l'ufage d'une des pommades dont il fera parlé plus bas, fans recourir à d'autres remedes ; mais fi la galle eft furvenue d'elle-même, fans qu'il y ait le moindre foupçon de contagion, c'eft un figne qu'elle eft produite & entretenue par un vice du fang. Il faut alors commencer la cure par la faignée ; le lendemain de la faignée on purgera avec les pillules du (N°. 49), fi le malade eft robufte & vigoureux, finon avec la médecine (N°. 50) : il ufera pour toute boiffon pendant

toute la cure de la ptifane du
(N°. 51), & il prendra pendant
huit jours une prife tous les matins du bol (N°. 54), après quoi
on le purgera une feconde fois
avec les pillules 49 ou la médecine 50; alors on pourra fans
crainte paffer à l'ufage des pommades.

Toutes les pommades qu'on employe ordinairement pour la guérifon de la galle, ont pour bafe
le foufre ou le mercure : quoique
celles qui font faites avec le mercure foient excellentes pour guérir
cette maladie , elles demandent
néanmoins beaucoup de précaution
& de prudence dans leur admi-
niftration ; autrement ceux qui
les employent , rifquent un flux
de bouche, une inflammation au
gofier & quelquefois même une
enflure univerfelle : c'eft pourquoi
on ne s'en fervira point dans les
Bâtimens , à moins qu'on n'ait un
Chirurgien affez verfé pour diri-

ger les frictions. Dans le cas où
l'on s'en servira, on n'a qu'à recourir à la formule (N°. 52):
celle du (N°. 53) n'est pas su-
jette aux mêmes inconvéniens; mais
on peut objecter que le soufre qui
en fait la base, la rend d'une
extrême puanteur, & qu'elle gâte si
fort les linges, que les lessives les
plus fortes ne sont pas capables de
les blanchir, ni d'enlever la mauvaise odeur qu'ils en ont contracté.
Cela seroit vrai, si l'on employoit
pour faire cette pommade le soufre
en bâton ; mais la fleur de soufre
mêlée à froid avec le sain doux
ou la graisse blanche, ne gâte pas
beaucoup les linges : pour ce qui
est de la mauvaise odeur, on peut
la corriger facilement avec quelques goutes d'essence de Citron,
de Bergamotte, ou autres qu'on
mêlera avec la pommade, pour
lui en donner une fort agréable.

Ceux qui useront de cette pommade avec la fleur de soufre, s'en

froteront pendant trois jours de suite, le soir en entrant au lit, toutes les parties du corps, excepté le visage : ils se tiendront bien chaudement, éviteront de se mouiller, & garderont les mêmes linges & les mêmes habits pendant neuf jours, à compter du premier jour des frictions, & ne les mettront plus qu'ils n'ayent auparavant fait blanchir les linges à la lessive, & exposé les autres habits à l'air & au férein pendant une quinzaine de jours ; ils prendront les mêmes précautions pour les draps & couvertures de leurs lits.

Ceux qui aimeront mieux se servir de l'autre pommade avec le mercure, s'en froteront pendant trois fois toutes les parties de leur corps, excepté le visage, la poitrine, le bas-ventre & les parties honteuses : ces frictions dureront pendant neuf jours, parce qu'on ne les fera qu'un jour l'autre non, après lequel tems ils se laveront tout le

corps avec l'eau chaude & le fa-
von, & changeront d'habits, comme
il a été dit ci-deſſus.

Il y a des galles ſi opiniâtres,
qu'elles réſiſtent à la premiere onc-
tion ; il faut alors la réitérer avec
les mêmes précautions.

CHAPITRE VIII.

Du Dragonneau ou Vena Medinenſis.

Parmi les maladies externes qui
ont beſoin d'être connues des
Marins, & ſur-tout des Chirurgiens naviguans, l'on doit compter
le dragonneau ou *vena medinenſis* : cette maladie eſt fort commune ſur les Côtes de Guinée, où
ſe fait la traite des Négres ; &
quoiqu'elle ne ſoit pas auſſi fréquente ſur les Côtes de la Méditerranée, on la trouve néanmoins quelquefois ſur celles de
Barbarie & d'Egypte.

Je me trouvois à Alexandrie en
1748, quand un Négre attaqué
du dragonneau vint s'embarquer
fur le Bâtiment dans lequel j'étois
en qualité de Chirurgien : à dire
vrai, fa maladie dont je favois à peine
le nom, m'embarrassa, & fans son
Patron qui la connut mieux que
moi, j'allois couper avec mes ci-
feau le ver que je prennois pour
une excroissance de chair : il n'y
a que les personnes prévenues en
leur faveur, qui croient fe des-
honorer en avouant leurs fautes;
comme je ne fuis pas de ce nombre, & que je ne penfe pas de
même, j'avoue la mienne d'autant
plus volontiers, qu'elle peut être
de quelque utilité & empêcher
les jeunes Chirurgiens de tomber
dans la même erreur.

Le dragonneau est une tumeur
qui dans fes commencemens ressemble affez à un clou ou à un furoncle ; elle fe forme vîte & groffit
en peu de jours : dans fon milieu

qui s'éleve en pointe, l'on remar-
que une petite veſſie remplie d'une
ſéroſité rouſſâtre ; ſi l'on ouvre
cette veſſie, ou qu'elle s'ouvre
d'elle-même, on en voit ſortir une
excroiſſance charnue d'un rouge
foncé, groſſe comme une moyenne
plume d'oie & reſſemblant à un
ver : cette excroiſſance s'allonge
d'un jour à l'autre à meſure qu'elle
ſort, & ſa longueur ordinaire, lorſqu'elle eſt toute ſortie, eſt de cinq
à ſix pieds.

Il y a pluſieurs ſentimens ſur la
nature du dragonneau : les uns
ont cru que cette excroiſſance
étoit une eſpece de corde poly-
peuſe, ou une veine endurcie ;
voilà pourquoi ils lui ont donné
le nom de *vena* & celui de *medinenſis*, à cauſe que cette maladie eſt très-fréquente à Medine,
Ville d'Arabie. D'autres & ſur-tout
les Modernes, qui peut-être n'en
ont jugé que par ce qu'ils en ont
lu dans les Auteurs anciens, &
qu

qui ne l'ont jamais vu, ont panché
à croire que ce n'étoit que du pus
épaiffi, durci, ou une efpece de
bourbillon d'une certaine longueur;
mais le fentiment le plus commun
parmi les Médecins Arabes qui ont
obfervé cette maladie, & parmi
les Modernes qui fe font trouvés
dans le même cas, eft que cette
excroiffance qui fort de la tumeur,
n'eft autre chofe qu'un ver long
caché fous la peau qu'il perce pour
fe procurer une iffue.

Le célebre Monfieur Aftruc qui
a analyfé tout ce que les Anciens
& les Modernes ont écrit fur cette
maladie, dans un Traité des Tumeurs imprimé à Paris chez Cavelier en 1759, dit qu'il n'y a
que le dernier fentiment qui puiffe
être adapté : il appuye la vérité
de ce qu'il avance, par l'exemple
de plufieurs autres efpeces de vers
qui s'engendrent dans les animaux
vivans, parmi lefquels il compte,
outre les différens vers inteftinaux,

ceux qu'on appelle crinons ou comedons, & en latin *dracunculi*, les cirons en latin *acari*, les poux, &c.

Tous ces différens vers, dit-il, peuvent entrer dans le corps de l'animal vivant de trois façons différentes, 1°. sous la forme d'un œuf déposé qui y éclot, & forme un animal qui grossit jusques à ce qu'il sorte ; tels sont ceux que l'on trouve dans les chiens, entre chair & peau, & quelquefois même dans la substance des muscles, où les œufs de ces animaux semblent avoir été déposés par les mouches, ou autres différens insectes : 2°. sous la forme d'un petit ver déja formé & imperceptible, qui pénetre à travers les pores de la peau, comme les chiques qui sont si communes dans nos Colonies de l'Amérique ; ces petits insectes se tiennent ordinairement dans les ordures, dans les balayeures des maisons, s'attachent aux pieds &

ux jambes de ceux qui y vont
nuds pieds, s'y logent, groſſiſſent,
font des couvées & produiſent ſouvent un abcès qui aboutit à la
gangréne, ſi on néglige de les
en tirer de bonne heure avec une
aiguille : 3°. enfin ſous la forme de
petits œufs qui entrent dans notre
corps, avec les alimens, la boiſſon,
l'air que nous reſpirons, & ſe diſ-
tribuent dans le ſang par cette
voie, s'arrêtant toutefois dans les
parties qui ſont propres à leur
donner nourriture, où ils ſe dé-
veloppent & prennent leur accroiſſe-
ment; tels ſont les vers plats &
faits comme de petites ſoles, qu'on
trouve ſi ſouvent dans les canaux
hépatiques du foie de certains
animaux ruminans, après qu'ils ont
mangé d'une eſpece de gramen
qui leur occaſionne la maladie
qu'on appelle communément ga-
madure ou le papillon. On voit
ces vers ſe transformer en papil-
lons, & s'envoler dans l'inſtant même

qu'on découvre le foie des animaux qui en font attaqués : d'où il conclut que le dragonneau eft un ver qui peut avoir pénétré dans le corps d'une de ces trois manieres.

Quoique la tumeur qui eft formée par le dragonneau ne foit pas une maladie dangereufe, elle exige néanmoins beaucoup d'attention de la part de celui qui la traite : dès qu'elle commence à paroître, il faut y appliquer le cataplafme du (N°. 36) & des compreffes trempées dans la décoction émolliente du .(N°. 11) fur tous les environs; dès que le ver aura percé, il faut l'attirer au dehors par le moyen d'un plumaceau trempé dans un mélange de miel & de jaune d'œuf : on changera fouvent ce plumaceau, parce qu'il fe deffeche fort vîte, & dès qu'on pourra faifir le ver, on le prendra délicatement, & on l'entortillera avec dexterité autour d'une petite baguette ou d'un cylindre de plomb gros comme une plume à écrire ; à chaque pansement on le tirera aussi doucement que faire se pourra, de peur qu'il ne se rompe, & on l'entortillera autour de la baguette, ou du cylindre : on continuera la même manœuvre à chaque pansement, & jusques à ce que le ver soit totalement sorti ; alors la plaie se cicatrisera, pour ainsi dire, d'elle-même, par le moyen d'un petit plumaceau de charpie couvert de l'emplâtre du (N°. 47).

Si malgré toutes ces précautions le ver venoit à se rompre malheureusement, il faudroit tout de suite recourir au cataplasme (N°. 36), aux fomentations (N°. 11) & mettre en usage la saignée, les boissons rafraîchissantes, en un mot, tout ce qui est capable de diminuer & de calmer l'inflammation qui survient ordinairement, & qui dans ce cas-là est fort dangereuse, & cause bientôt la gangréne dans la partie où le ver s'est rompu, à moins qu'on ne vienne à bout de la calmer & de la dissiper par les remedes indiqués.

Quelquefois on réussit à calmer l'inflammation, & le ver reparoît par la même ouverture, ou se fait une nouvelle issue, ce qui suffit pour calmer tous ces accidens; alors on le tirera déréchef avec les mêmes précautions dont il a été déja parlé quelquefois : tandis que le premier ver sort, il s'en forme un nouveau aux environs, ou dans d'autres parties ; il ne faut pas s'en effrayer, parce que cela n'est pas rare, mais le traiter comme le premier.

On trouve dans le Journal de Médecine du mois de Janvier 1760, diverses observations sur le dragonneau, par un ancien Chirurgien de Vaisseau ; ces observations tendent à prouver qu'on aide beaucoup à la sortie du dragonneau, en faisant prendre à ceux qui en

font attaqués le remede du (N°. 33),
qui eſt le même que j'ai indiqué pour
guérir les maladies vénériennes.
Le Chirurgien à qui nous devons
ces obſervations, aſſure qu'il a vu
lui-même pluſieurs fois remuer le
dragonneau, & que par conſéquent
c'eſt un véritable ver. Si cela eſt,
comme je n'en doute pas, je ne
ſuis pas ſurpris que le remede
(N°. 33) en aide beaucoup la
ſortie, puiſqu'il eſt éprouvé que
ce remede guérit, outre les mala-
ladies vénériennes, toutes les maladies cutanées les plus invétérées,
& tue toutes ſortes de vers.

CHAPITRE IX.

Des Ventouſes, des Véſicatoires, des
Sangſues, & du Cautere tant actuel
que potentiel.

COmme j'ai parlé pluſieurs fois
dans le cours de cet ouvrage
des ventouſes, des véſicatoires, des

fangfues, du cautere tant actuel
que potentiel , & que plufieurs
Marins pour lefquels j'écris, pourroient être en peine pour mettre
ces remedes en pratique, j'ai cru
qu'il convenoit d'en faire un Chapitre particulier , dans lequel je
tacherai de leur faire connoître
tous ces remedes , en même-tems
que je leur enfeignerai la maniere
de les mettre en ufage.

Des Ventoufes.

Les ventoufes font de petits vafes
de terre, dont l'ouverture, quoique
large, l'eft pourtant moins que le
fond qui eft arrondi : pour les bien
appliquer, il faut, après avoir rafé la
partie, faire quelques legeres frictions avec une ferviette ; enfuite
on prendra une petite pincée d'é-
toupes fines ou du coton cardé
qu'on étendra dans le fond de la
ventoufe ; on y mettra le feu au
moyen d'une chandelle allumée,
& dès que l'étoupe ou le coton

feront confumés, on renverfera la ventoufe fur la partie où l'on veut l'appliquer : ce vafe s'attache fortement à la peau, l'attire au dedans d'elle-même & la fait gonfler ; on lui fait quitter prife un demi-quart d'heure après, en appuyant l'extrémité du doigt fur fon bord, c'eft à dire, aux environs de l'ouverture ; l'air extérieur qu'on y introduit par ce moyen, le fait renverfer fubitement.

On peut appliquer plufieurs ventoufes à la fois, les unes à côté des autres : quelquefois & le plus fouvent, après avoir enlevé les ventoufes, on fait fur les endroits où elles avoient été appliquées, de petites mouchetures avec le tranchant d'une lancette pour en faire fortir du fang ; on applique déréchef les mêmes ventoufes, afin qu'elles attirent & pompent, pour ainfi dire, le fang qui découle des petites ouvertures qu'on a faites à dès qu'elles commencent à en être

M v

pleines, on les enleve & on en applique de nouvelles, ainsi successivement jusques à ce qu'on ait tiré la quantité de sang qu'on souhaite. On appelle la premiere application des ventouses sans scarification, ventouses seches, & celle qui se fait après avoir scarifié, ventouses scarifiées.

Les ventouses suppléent à la saignée ; on doit donc les appliquer toutes les fois qu'elle est pressante, & qu'on n'a pas un Chirurgien pour la pratiquer : les scarifications sont fort peu & même point du tout dangereuses, & les petites plaies qui en résultent, se guérisent d'elles-mêmes, pourvu qu'on ait soin de les laver avec un peu d'eau fraîche : les parties où on les applique le plus ordinairement, sont la nuque ou le derriere du col, les épaules, le dos, les hanches, les cuisses, les fesses ; en un mot on les applique sur toutes les parties où elles peuvent s'attacher.

Des Sangſues.

Les ſangſues ſont de petits inſectes ou vers aquatiques, qui s'attachent à la peau, la percent & ſuccent le ſang dont elles ſe rempliſſent : celles qu'on trouve dans les eaux claires & courantes, ſont meilleures que celles que l'on prend dans les eaux bourbeuſes & croupiſſantes ; ces dernieres riſquent d'occaſionner, quand on les applique, une inflammation & des douleurs fort vives. Les premieres ont la tête petite & pointue, le dos rayé de vert & de jaune, & le ventre d'un rouge foncé : les dernieres au contraire ont la tête groſſe, le dos & le ventre rayés de bleu.

Avant que de parler de la maniere d'appliquer les ſangſues, j'ai à obſerver aux Marins, qu'ils doivent faire attention, quand ils font leur proviſion d'eau dans quelque Pays étranger, de ne pas remplir leurs tonneaux d'une eau dans laquelle se trouvent des sangsues ; ils éviteront cet inconvénient, en la coulant à travers une serviette nette : ils doivent prendre la même précaution, quand ils veulent boire d'une eau qu'ils ont puisé dans certains ruisseaux qu'ils ne connoissent pas, & mettre un linge fin devant l'embouchure du vase ou de la cruche qui leur sert à boire.

Si pour avoir négligé de prendre cette précaution, il arrivoit que quelque Marin eût avalé une sangsue, ces animaux ne descendent pas ordinairement dans l'estomac, où ils seroient bientôt étouffés par la chaleur de cette partie ; mais ils s'arrêtent le plus souvent dans quelque partie du gosier, & causent un crachement de sang qui est quelquefois accompagnée de toux : ce qui pourroit donner occasion à quelque méprise, & faire croire que ce crachement de sang vient des pou-

mons : c'est pourquoi il convient
de visiter le gosier de ceux à qui
un pareil accident arrive, & si l'on
apperçoit la sangsue on tachera de
la détacher avec des pincettes, &
si on n'y peut parvenir par ce
moyen, on les fera gargariser avec
un mélange d'eau & de vinaigre,
& même avec le vinaigre pur ; ce qui
fera bientôt détacher la sangsue.

Les endroits où l'on applique
les sangsues, sont ordinairement
les temples, le derriere des oreilles, le col, &c., en un mot on
les applique à toutes les parties
d'où l'on veut tirer du sang : c'est
pourquoi les Capitaines qui n'embarquent point de Chirurgien, doivent faire provision de ces animaux, pour suppléer dans l'occasion à une saignée qui paroît in-
dispensable ; elles se conservent fort
long-tems vivantes dans un vase
de verre rempli d'eau, pourvu
qu'on ait l'attention de la renouveller de tems en tems.

Avant que d'appliquer les fangfues, on doit les laiffer dégorger quelques inftans hors de l'eau ; enfuite on fera quelques légeres frictions avec un petit linge mouillé d'eau chaude fur la partie où on veut les appliquer, & afin qu'elles s'attachent plus facilement, on y fera tomber une goute de fang de pigeon ou de poulet : on les tient ordinairement dans un cornet de papier qu'on applique contre la chair, afin qu'elles choififfent l'endroit où elles veulent s'attacher ; étant attachées, on les laiffera jufques·à ce qu'elles tombent d'elles-mêmes ; & fi l'on veut tirer une plus grande quantité de fang, on en appliquera plufieurs à la fois, ou fucceffivement les unes après les autres : on peut même, pour épargner ces animaux, couper la queue à celles qui font remplies les premieres, & recevoir le fang qu'elles ne difcontinuent pas de fuccer pour cela, dans une pa-

lette ou tout autre vaiſſeau, juſques
à ce qu'il en ſoit ſorti autant qu'on
en ſouhaitera.

Quand les ſangſues ont ſuccé
une certaine quantité de ſang,
elles tombent d'elles-mêmes ; mais
ſi l'on veut leur faire quitter priſe
plutôt, on les ſaupoudrera avec un
peu de cendre ou du ſel : on lavera tout de ſuite les piquûres qu'elles ont fait avec l'eau de la mer,
& ſi le ſang ne s'arrête pas de
lui-même, on appliquera ſur les
petites plaies un morceau d'amadou, qu'on aſſujettira, s'il eſt néceſſaire, avec une compreſſe &
pluſieurs tours de bande.

Des Véſicatoires.

Les véſicatoires ſont des morceaux de linge ou de peau, larges
comme la paume de la main, gar-
nis d'un emplâtre compoſé avec
demi-once de poudre des mouches
cantarides & une once de vieux
levain, qu'on paîtrit enſemble dans

un mortier, en les arrosant avec un filet de vinaigre.

On applique ordinairement ces emplâtres sur la nuque, dans l'entre-deux des épaules, aux temples, derriere les oreilles & même sur toute la tête : on en applique encore dans l'intérieur des cuisses, sur la hanche, aux gras des jambes, enfin dans tous les endroits où l'on veut attirer une suppuration, & procurer un dégorgement; on rase auparavant la partie sur laquelle on veut les appliquer, & on les assujettit avec une compresse & quelques tours de bande : on les laisse ordinairement quatre ou cinq heures, & en les enlevant on trouve qu'ils ont occasionné plusieurs cloches ou ampoules remplies de sérosité, comme celles qui surviennent après quelque brulure; il faut alors couper ces ampoules avec des ciseaux, enlever toute la peau qui les formoit, & panser les plaies qui en résultent avec des feuilles de poirée garnies de beurre frais, si l'on peut s'en procurer, ou bien avec du papier brouillard garni de l'onguent du (N° 56) pour les faire suppurer.

On entretiendra la suppuration autant de tems qu'elle paroîtra nécessaire par le moyen du même pansement, & si elle tarissoit avant le tems, on tacheroit de la procurer par l'application d'un nouvel emplâtre véficatoire sur la même partie : enfin lorsqu'on voudra dessécher les plaies, on se servira du cerat fait avec la cire & l'huile indiqué dans le Chapitre de la Brulure, & si ce cerat ne suffisoit pas, on laveroit les plaies à chaque pansement avec l'eau vegeto-minérale du (N°. 35).

On doit panser les plaies qui ont été faites par les véficatoires deux & même trois fois par jour pendant l'été, & une seule fois pendant l'hiver.

Du Cautere actuel & potentiel.

Le cautere actuel n'est autre chose que l'application d'un morceau de métal rougi au feu sur quelque partie du corps ; le révoltant & la douleur que cause une pareille application, font qu'elle est négligée, &, pour ainsi dire, abandonnée aujourd'hui par la plûpart des Chirurgiens François. Cependant je puis dire que cette maniere de cautériser & de bruler plus ou moins profondément la peau, a de grands avantages : j'ai vu dans plusieurs Pays du Levant, des maladies très-graves & très-dangereuses céder à ce remede & guérir en peu de tems ; tandis que ces mêmes maladies auroient traîné en longueur, & auroient même été regardées comme incurables en France.

Le cautere potentiel est l'application de certains médicamens sur la peau, qui ont la vertu de bruler

& former une escarre ou une croute : celui dont on se sert ordinairement, est une pierre qu'on trouve chez les Apoticaires, & qu'on appelle pierre à cautere ; on peut y suppléer par un mélange de partie égale de chaux vive & de savon.

On se sert ordinairement du cautere potentiel pour ouvrir quelque tumeur ou quelque abcès qui renferme du pus, lorsqu'on ne veut pas l'ouvrir avec l'instrument tranchant, ou qu'il ne convient pas de le faire, comme, par exemple, les différentes tumeurs critiques qui surviennent dans les fiévres malignes & dans la peste.

Les Marins qui se trouvent sans Chirurgien, doivent préférer le cautere potentiel à la lancette & au bistouri pour ouvrir tous les abcès en général, de peur de blesser avec ces derniers quelque nerf, quelque tendon, ou de causer quelque hémorragie dangereuse.

Pour bien appliquer le cautere potentiel, on garnira deux morceaux de linge ou de peau mince de l'emplâtre (N°. 47) : on fera un petit trou au milieu d'un de ces linges ainſi garni, & on l'appliquera ſur la partie qu'on veut ouvrir ; enſuite on prendra un morceau de la pierre à cautere qu'on mettra dans le trou, & par-deſſus la pierre on appliquera l'autre emplâtre qui l'empêchera de vaciller çà & là : on aſſujettira le tout avec une compreſſe & des bandes, & on le laiſſera pendant l'eſpace de quatre à cinq heures ; au bout de ce tems on enlevera les deux emplâtres, & on trouvera une croute ou eſcarre qu'il faudra détacher avec la pointe des ciſeaux, & panſer l'ulcere qui en réſulte, comme il a été dit dans le Chapitre de la Peſte.

Fin de la ſeconde Partie.

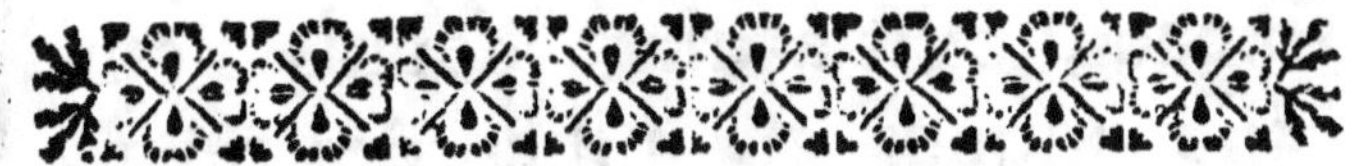

FORMULES

Des Remedes qui répondent aux Numéros répandus dans le cours de l'Ouvrage.

N°. 1.

Sachet pour ceux qui craignent la mer.

PRenez canelle, clous de gerofle, noix muſcade & ſafran en
poudre, de chacun deux dragmes :
pilez toutes ces drogues dans un
mortier, & les paſſez à travers un
tamis fin ; étendez toutes ces poudres parmi du coton cardé, que vous
coudrez & piquerez entre deux
linges fins, pour en faire une eſpece de petit matelas de huit pouces
en quarré : il faut que ceux qui
craignent la mer, mettent ce matelas entre la chair & la chemiſe,
ſur la région du cœur & de l'eſ-

tomac, c'est-à-dire, depuis l'ombilic jusques au milieu des mammelles ; ils l'assujettiront avec des rubans.

N°. 2.

Potion contre le vomissement, pour donner à cuillerée à ceux qui craignent la mer.

Prenez eau distillée de mente cinq onces, sel d'absinthe une dragme, sirop de limon une once ; mêlez le tout pour en faire une potion, à laquelle on peut ajouter dans les cas violens 20 à 30 goutes de laudanum liquide, ou une demi-once sirop de pavot blanc. On peut sans risque donner cette potion en deux prises, & meme toute à la fois.

N°. 3.

Infusion antiscorbutique.

Prenez une pincée de feuilles seches de cresson, de cochléaria ou de roquette sauvage, que vous

ferez infuser dans une pinte d'eau
bouillante.

N°. 4.

Infusion antiscorbutique.

Prenez une poignée des mêmes
plantes que ci-dessus, & faites-les
bouillir pendant un demi - quart
d'heure dans deux pintes d'eau.

N°. 5.

Vin antiscorbutique du sieur Moret.

Prenez racines de raifort sauvage six onces, de bardane fraîche
trois onces, feuilles de cochléaria,
de cresson, de becabunga, de fumeterre, de chacun une poignée :
lavez, ratissez & écrasez le tout
dans un mortier de marbre, d'une
part ; pilez dans un autre mortier
deux onces & demi graine de moutarde : mettez le tout réduit en
pâte dans une bouteille de verre
à large col, avec quatorze livres
de vin blanc ; ajoutez-y quinze

dragmes de sel armoniac pulvérisé; bouchez bien la bouteille avec une veffie mouillée, & la mettez infuser au bain-marie ou sur les cendres chaudes pendant douze heures; ensuite coulez la liqueur, en exprimant bien la pâte, & la filtrer à travers un entonnoir garni de papier gris : gardez-la dans des bouteilles bien fermées, elle se conserve quatre à cinq mois. Les adultes ou hommes faits prendront de cette liqueur six onces ou un verre ordinaire le matin à jeun & autant le soir, & les enfans quatre onces : il faut prendre ce remede au lit, & y rester, après l'avoir pris, encore deux heures, & le soir deux heures après le souper, immédiatement avant que d'entrer au lit.

On doit user de ce vin avec modération, & en suspendre l'usage de tems en tems pour prendre quelques remedes rafraîchissans : cette précaution est sur-tout nécessaire

aux

aux gens bilieux qu'il pourroit échauffer, & à ceux dont la poitrine est affectée ou commence de l'être ; ce qu'on connoît à la toux, aux crachats & à la douleur qu'ils ressentent dans cette partie : ainsi le plus sûr en pareil cas est de n'employer ce vin qu'après l'usage du petit-lait ou du lait qui sont capables de calmer ces accidens, & prévenir les mauvais effets du remede ; mais comme sur mer on n'a pas toujours le moyen de se procurer du lait, on y suppléera par les bouillons du (N°. 7).

Comme le vin antiscorbutique ne se conserve que deux ou trois mois, & qu'ainsi on ne peut en faire une grande provision pour les voyages de long cours où le scorbut est le plus à craindre, je serois d'avis, au lieu de faire simplement infuser les plantes qui entrent dans sa composition au bain-marie avec du vin blanc, de le distiller à l'alambic & d'en retirer quatre livres

N

de liqueur ou esprit antiscorbutique,
qui auroit les mêmes vertus que le
vin, mais qui se conserveroit plus
long-tems : il faudroit seulement
en diminuer la dose, qui seroit d'une
once & demi le matin & autant
le soir pour les adultes, & d'une
once seulement pour les enfans
au dessous de seize ans.

N°. 6.

*Ptisane à boire pendant l'usage du
vin antiscorbutique du Sr. Moret.*

Prenez deux dragmes racine
d'esquine coupée par morceaux,
que vous ferez bouillir pendant
demi-heure dans quatre livres
d'eau pour la boisson d'un jour.

N°. 7.

*Bouillons rafraîchissans & antiscor-
butiques.*

Prenez un petit poulet, coupez-
lui la tête, les aîles & les pieds;

écorchez-le tout de suite, vuidez-
le & rempliſſez - le avec partie
égale des quatre ſemences froides
concaſſées & du ris ; enſuite vous
le ferez bouillir dans un pot de
terre verniſſé avec quatre écuelles
d'eau, juſques à la diminution d'un
peu plus de la moitié : un quart
d'heure avant que de le retirer du
feu, vous y ajouterez une poignée
de feuilles de creſſon , d'agri-
moine , de véronique mâle , de
pimprenelle & une pincée de fleurs
d'hypéricum. On aura proviſion
de toutes ces plantes ſeches dans
les Bâtimens , pour s'en ſervir dans
les occaſions où on ne pourra ſe
les procurer fraîches. Coulez votre
bouillon & exprimez bien le poulet, il vous en reſtera deux écuelles,
deſquelles le malade en prendra
une le matin au lit , & l'autre
avant le coucher & deux heures
après le repas.

Au défaut de poulets, on peut
ſe ſervir d'une demi-livre de viande

de veau, d'agneau ou de mouton, & alors on renfermera le ris & les quatre femences dans un linge qu'on liera & qu'on fufpendra dans le pot.

On peut de même fuppléer aux poulets par la viande de tortue de mer ou de terre, & dans le cas où l'on fe trouveroit dans un Port, on pourroit encore y fuppléer par une douzaine de cuiffes de grenouilles.

N°. 8.

Purgatif à prendre pendant l'ufage des remedes du Sr. Moret.

Prenez trois dragmes follicules de fené, que vous ferez infufer dans huit onces de décoction de feuilles de véronique mâle feches, ou de creffon, avec une dragme de rhubarbe concaffée & demi-dragme fel végétal ; le lendemain vous coulerez votre infufion, & après vous y ferez fondre deux onces & demi de manne : vous la coulerez déréchef pour la faire prendre le matin à jeun, & deux heures après vous donnerez un bouillon bien dégraiffé.

Le fieur Moret recommande de purger tous les huit jours pendant l'ufage de fon vin antifcorbutique, de commencer & même de finir par la purgation : à cet effet il donne la formule d'un bol purgatif, dans la compofition duque entrent l'aloës, la collequinte le mercure doux & le diaphrenic. Il m'a paru cependant, de même qu'à plufieurs fameux Praticiens, qu'il n'eft guéres prudent de recourir à des purgatif réfineux & irritans dans toutes les affections fcorbutiques : car il arrive fouvent que ceux qui font attaqués de cette maladie, ont la membrane intérieure de inteftins variqueufe & même ulcérée ; ce qui pourroit rendre le purgatif du fieur Moret dangereux dans pareilles ciconftances, en occafionnant un flux de ventre colicatif , une dyſſenterie gangréneuſe , ou des hémorragies funeſtes. Je ſuis donc d'avis, & je penſe qu'il eſt plus ſûr dans toutes les occaſions où il eſt néceſſaire de purger , de ſe ſervir du purgatif du (N°. 8), qui n'eſt point capable d'irriter & qui produit toujours de bons effets.

N°. 9.

Remede du ſieur Moret pour les gencives ulcérées.

Prenez 48 grains ſel armoniac, camphre en poudre 24 grains, eſprit de vin ſix onces , mettez le tout dans une bouteille de verre que vous ſecouerez de tems en tems , juſques à ce que le camphre & le ſel armoniac ſoient fondus.

Comme ordinairement ceux qui ſont attaqués du ſcorbut, ont les gencives affectées, gonflées, molles & ſpongieuſes , le plus ſûr moyen de remédier à tous ces accidens

est de couper avec des ciseaux tout
ce qui est mol, spongieux &
pourri, ce qui se fait sans douleur, & de bassiner ensuite les
gencives avec l'esprit de cresson
ou de cochléaria ; & si ces remedes ne suffisent pas pour arrêter
le progrès de la pourriture, il faut
employer le remede (N°. 9) qui
produit cet effet.

N°. 10.

Liniment du sieur Moret pour les
tâches scorbutiques.

Prenez six onces de savon, deux
onces camphre pulvérisé, trois
onces sel armoniac ; faites fondre
le tout dans un poëlon de terre
vernissé sur la braise.

On prend avec le bout du doigt
un peu de ce liniment, dont on
frote doucement les tâches scorbutiques, jusques à ce qu'il seche
sous les doigts : on réitere ces frictions matin & soir, & si les malades ont la peau fine & délicate

il faut diminuer un peu la dose du savon qui est caustique, & pourroit y faire élever des ampoules.

N°. 11.

Décoction émolliente qui peut servir pour les lavemens & les fomentations.

Prenez feuilles seches de guimauve ou althéa, qu'on appelle communément mauve blanche, une bonne poignée racines de la même plante deux onces ; faites cuire le tout pendant demi-heure dans quatre livres d'eau, coulez ensuite, & ajoutez, si c'est pour un lavement, une once miel commun & une cuillerée d'huile d'olive : la décoction simple sans miel & sans huile peut servir pour faire des fomentations ; on y trempe une flanelle, un morceau de drap, ou une serviette en plusieurs doubles, qu'on exprime & qu'on applique chaudement sur la partie qu'on veut fomenter.

Quand on pourra se procurer des plantes fraîches, on fera la décoction avec les feuilles de mauve ordinaire que tous les Marins connoissent, ou avec celles de pariétaire, de mercuriale, de bette ou de poirée, qui ont toutes une vertu émolliente.

No. 12.

Infusion légérement sudorifique.

Prenez une pincée de fleurs de sureau ou de coquelicot, que vous jetterez dans un pinte d'eau bouillante.

No. 13.

Prenez demi - once crême de tartre en poudre, que vous diviserez en quatre parties égales.

Cette poudre doit se donner dans le bouillon ou la ptisane bien chaude, autrement elle ne se fond pas & se précipite au fond de l'écuelle; il vaudroit encore mieux la faire bouillir un inſtant avant que de la donner.

N°. 14.

Vomitif avec le tartre émétique.

Prenez ſix grains tartre émétique ſoluble, & même huit, ſi le malade eſt robuſte, que vous mêlerez avec trois ou quatre gobelets d'eau.

On donne un gobelet de cette eau tous les quarts d'heure, & à meſure que ce remede fait vomir, on facilite ſon action en donnant au malade pluſieurs autres gobelets d'eau chaude ou de ptiſane.

Si le premier gobelet a procuré un vomiſſement ſuffiſant, il n'eſt pas néceſſaire d'en donner un ſecond, ainſi du troiſieme & du quatrieme.

On ne doit jamais donner ce remede quand la fiévre eſt extrêmement forte, ni dans le tems du redoublement, mais attendre

le moment qu'elle ait diminué,
c'est-à-dire, celui de la rémission.

N°. 15.

Ptisane Royale.

Prenez six dragmes sené mondé,
que vous ferez infuser pendant
toute la nuit dans trois gobelets
d'eau, avec quelques tranches de
limon, ou une cuillerée du suc de
ce fruit & une pincée d'anis ; le
lendemain matin vous coulerez
votre infusion, que vous donnerez
en trois prises, à une heure de distance l'une de l'autre : vous ferez
fondre dans la premiere prise deux
onces de manne, & une heure après
la troisieme prise vous donnerez un
bouillon.

N°. 16.

Liniment simple pour le rhumatisme.

Prenez huile de vers de terre
& de laurier, de chacun une once,
onguent d'althéa demi-once, mêlez

le tout & le faites chauffer pour en faire des onctions : on peut rendre ce liniment plus efficace, en y ajoutant une ou deux dragmes de baume tranquille.

Pour bien faire les onctions, il faut auparavant froter la partie avec un linge chaud, ensuite avec la paume de la main enduite du liniment, jusques à ce qu'il ait pénétré. On essuye après ses mains avec du papier brouillard, qu'on applique sur l'endroit douloureux, & par-dessus le papier on assujettit une serviette bien chaude.

Nº. 17.

Liniment plus composé pour le rhumatisme.

Prenez onguent martial deux onces, onguent mercuriel fait au tiers, huile de vers & de laurier, de chacun demi - once, onguent d'althéa, huile essentielle de lavande ou de spic, esprit de vin, de chacun une once , camphre & esprit volatil de sel armoniac , de chacun demi-dragme ; faites fondre le tout sur la braise pour en former un liniment.

J'ai guéri avec ce remede une quantité de personnes attaquées de douleurs rhumatismales très - opiniâtres ; il faut avoir l'attention de ne point s'en servir quand il y a fiévre , & sans avoir fait précéder les remedes généraux, je veux dire, les saignées , les purgatifs & les fomentations émollientes.

N°. 18.

Ptisane de poulet.

Prenez un petit poulet, que vous accommoderez & remplirez, comme il a été dit dans la formule du (N°. 7); faites-le bouillir pendant deux heures dans dix livres d'eau : coulez ensuite votre ptisane, pendant qu'elle est chaude, à travers un linge mouillé, & y ajoutez

deux dragmes & demi ſel nitre ;
les malades en prendront un gobelet tous les quarts d'heure.

N°. 19.

Emulſion rafraîchiſſante.

Prenez demi-once des quatre
ſemences froides mondées , que
vous pilerez dans un mortier &
réduirez en pâte ; verſez peu-à-
peu ſur cette pâte huit onces d'eau
commune , il ſe formera une eſpece d'orgeat que vous coulerez
à travers un linge & exprimerez :
ajoutez à la colature une once ſirop
de limon ou de nimphea pour une
priſe.

N°. 20.

Médecine fort douce.

Faites fondre quatre onces de
manne dans un bouillon bien dé-
graiſſé.

Cette médecine convient, lorſqu'on veut purger dans les fiévres

putrides, malignes, & autres maladies aigues, avant que de mettre les malades à l'usage des soupes.

N°. 21.

Ptisanes ordinaires.

Prenez une poignée d'orge ou de ris, que vous ferez bouillir pendant demi-heure dans quatre livres d'eau : pour rendre cette ptisane plus agréable, on y met, en la retirant du feu, demi-once racine de reglisse coupée par petits morceaux.

Autre Ptisane.

Prenez une once racines de chiendent ou gramen, que vous ferez bouillir comme ci-dessus.

Autre Ptisane.

Prenez une pincée de capillaire, ou autant de fleurs de mauve seches, que vous ferez infuser un instant dans une pinte d'eau bouillante en guise de thé.

Nº. 22.

Vomitif avec l'hipécacuana.

Prenez quinze à vingt grains & même vingt-cinq à trente grains d'hipécacuana récemment pulvérisé, que vous ferez avaler dans un verre de ptisane; ceux qui ne pourront pas l'avaler en poudre, & l'aimeront mieux en opiate ou en pillules, l'accommoderont avec un peu de miel ou de sirop de capillaire, & boiront par-dessus un gobelet de ptisane.

Il faut, après avoir donné l'hipécacuana, prendre les mêmes précautions que j'ai indiqué, après avoir donné le tartre émétique, c'est-à-dire, faciliter le vomissement par une abondante boisson d'eau chaude.

Nº. 23.

Bol ou Poudre dans les fiévres putrides & malignes.

Prenez rhubarbe & crême de

tartre en poudre, de chacun quarante-huit grains, que vous ferez avaler aux malades avec un peu de bouillon ou de ptifane : ceux qui aimeront mieux prendre ce remede en bol, mêleront la poudre avec un peu de miel ou de firop de limon.

Nº. 24.

Bol fortifiant dans les fiévres putrides & malignes, accompagnées de diarrhée.

Prenez quatre dragmes crême de tartre en poudre, quarante grains hipécacuana; formez-en un bol avec le firop de coing ou de limon, que vous diviferez en huit prifes.

Nº. 25.

Potion huileufe camphrée dans les mêmes fiévres.

Prenez quatre onces huile d'amandes douces, que vous incorporerez dans un mortier avec quinze ou vingt grains de camphre pulvérisé : ajoutez-y des yeux d'écrevisses & du corail préparé, de chacun une dragme, eau de lys six onces, sirop de limon une once; melez le tout pour une potion qui se prend à cuillerée.

N°. 26.

Potion plus composée, confortative & fondante.

Ajoutez à la potion ci-dessus deux dragmes confection d'hyacinthe, tartre vitriolé trente grains, tartre émétique soluble six grains, pour une potion qui se prend à cuillerée : dans le cas ou la poitrine se trouve embarrassée, il faut substituer au tartre émétique le kermes minéral. J'ai vu des effets surprenans de cette potion, sur-tout lorsqu'elle est aidée par les vésicatoires.

N°. 27.

Emplâtre véficatoire.

Prenez une once de mouches cantarides en poudre, que vous incorporerez dans un mortier avec deux onces de vieux levain, & que vous arroferez avec un filet de vinaigre.

N°. 28.

Poudre fébrifuge & ftomachique.

Prenez une once de bon quinquina en poudre, que vous diviferez en huit prifes.

N°. 29.

Opiate fébrifuge fimple.

Prenez une once de bon quinquina en poudre, que vous incorporerez avec un quarteron de miel, & autant de firop de capillaire qu'il en faudra pour former une opiate qui ne foit ni trop épaiffe ni trop liquide.

N°. 30.

Opiate fébrifuge plus compofée.

Prenez une once de bon quinquina en poudre, miel commun
deux onces & demi, firop de
kermes demi-once, firop de fleurs
de pêcher & de nerprun, de chacun une once, confection d'hya-
cinte deux dragmes, thériaque
une dragme, fafran de mars apéritif demi-once, rhubarbe en poudre deux dragmes, fel d'abfinthe
trente grains ; incorporez le tout
pour en faire une opiate, dont la
dofe fera de deux dragmes pour
chaque prife trois fois par jour, à
quatre heure de diftance de l'un
à l'autre.

Les malades prendront une foupe
légere après chaque prife les jours
d'intervalle, & les jours de l'accès
ils ne prendront qu'une prife quatre
heures avant l'accès & immédiatement après une foupe ; pendant
le refte du jour ils ne prendront

que du bouillon : ils continueront d'ufer de cette opiate, même après que la fiévre aura ceffé, & s'ils craignent une rechute, ils en prendront une feconde dofe, en laiffant un jour, & puis deux, & puis trois d'intervalle entre chaque prife.

N°. 31.

Prenez un grain de laudanum en opiate pour une prife.

N°. 32.

Prenez quatre onces eau de lys, deux onces huile d'amandes douces, une once de firop de pavot blanc ou quarante goutes de laudanum liquide, pour une potion qui fe prend à cuillerée.

N°. 33.

Spécifique de Mr. le Baron de Van-Svvieten pour les maladies vénériennes.

Prenez douze grains de fublimé corrofif, que vous pulvériferez dans

un petit mortier de verre, avec
fon pilon de même, qui ne serviront qu'à cet usage; ramaflez bien
la poudre, & mettez-la dans une
bouteille avec deux livres esprit de
froment : mettez cette bouteille
au bain-marie, ou sur la cendre
chaude, jusques à ce que le sublimé soit bien difsous.

La dose de cet esprit est une
cuillerée le matin à jeun, & autant le soir deux heures après le
souper. Chaque prise contient un
seizieme de grain de sublimé. Cette
dose ne peut porter aucun préjudice à ceux même qui ont l'estomac le plus délicat.

Immédiatement après chaque
cuillerée du remede, les malades
avaleront une écuelle de lait pur
ou coupé avec partie égale de la
ptisane suivante; mais comme dans
les Bâtimens il est rare qu'on puisse
se procurer du lait, la ptisane seule
suffira.

Le remede que je viens d'indiquer, est fort facile à prendre & peu dispendieux ; il agit ordinairement par les selles & par les urines, & presque jamais par la salivation : si cependant les malades en éprouvoient quelques symptomes, comme chaleur, picottement au gosier & gonflement aux gencives , ils en discontinueroient l'usage jusques à ce que ces symptomes fussent calmés. Il n'incommode du tout point l'estomac ; au contraire ceux qui le prennent, ont toujours un appetit dévorant : ceux qui en le prenant pourront garder un certain régime, se tenir à la viande bouillie, rôtie, & aux œufs, feront fort bien ; mais ceux qui n'auront pas le moyen de suivre un pareil régime, s'abstiendront seulement du lard, du fromage, de la viande & du poisson salés.

Dans le commencement que je fis essai du remede de Monsieur le Baron de Van-Swieten, je fus fort embarrassé pour me procurer de l'efprit de froment, nos Apoticaires n'en diftillent point ordinairement, & je fus obligé d'en diftiller moi-même, ce qui m'occafionnoit beaucoup de dépenfe : cependant comme je compris que la vertu fpécifique de ce remede ne réfidoit point dans l'efprit de froment, mais dans le fublimé corrofif, je crus que toute autre liqueur dans laquelle il fe diffoudroit également, pourroit lui fervir de véhicule, fans en diminuer la vertu. En conféquence j'effayai de faire diffoudre une partie de fublimé corrofif dans l'efprit de vin, dans l'eau-de-vie trois fois rectifiée, ce qui me réuffit parfaitement : je réuffis également à le faire diffoudre dans une bouteille de roffoli & d'autres liqueurs communes que vendent nos Parfumeurs ; ce qui me détermina à me fervir d'un de ces diffolvans, comme plus agréables au goût que l'efprit de froment, l'efprit de vin

&

& l'eau-de-vie pure : ainſi je croirois me manquer à moi-même, à ce que je dois à l'humanité, & principalement aux Marins, ſi je leur faiſois un ſecret de la liqueur que je ſubſtitue à l'eſprit de froment.

N°. 34.

Ptiſane à boire pendant qu'on fait uſage du remede ci-deſſus.

Prenez deux onces de racines de guimauve ou d'althea, que vous ferez bouillir pendant demi-heure avec ſix livres d'eau, en ajoutant ſur la fin un peu de racine de regliſſe. Cette quantité de ptiſane ſera la boiſſon d'un jour.

N°. 35.

Extrait de Saturne de Mr. Goulard.

Prenez autant de livres de litarge d'or en poudre, que de pintes de bon vinaigre ; faites bouillir le tout dans une marmite de terre,

en remuant de tems en tems pendant environ trois quarts d'heure,
à un feu modéré ; tirez la marmite
du feu & laissez repofer la matiere
pendant vingt-quatre heures ; enfuite verfez la liqueur qui furna-
gera par inclination : vous aurez
ce que Monfieur Goulard appelle,
l'extrait de Saturne, ou plutôt fa
teinture.

Pour faire ce que Monfieur Goulard appelle l'eau vegeto-minérale,
on prend une cuillerée à café de cet
extrait, qu'on verfe goute à goute
dans une bouteille contenant environ une pinte ou trois livres
d'eau commune ; cette eau blanchit
incontinent & reffemble à du lait.

Monfieur Goulard, fameux Chirurgien de Montpellier, a rempli
deux volumes d'Obfervations fur les
cures qu'il a faites avec ce remede :
je puis affurer que je m'en fuis fervi
avec fuccès dans plufieurs maladies
où il en confeille l'ufage, & fur-tout
dans les hernies avec étranglement,

Nᵒ. 36.

Cataplafme anodyn.

Prenez mie de pain blanc que vous ferez cuire dans l'eau commune, jufques à ce qu'elle foit réduite en bouillie, ni trop claire, ni trop épaiffe; en la retirant du feu, vous y incorporerez quelques jaunes d'œuf & un peu de fafran en poudre : quand on pourra fe procurer du lait, on fera bouillir le pain avec, à la place de l'eau.

On peut fubftituer à la mie de pain frais, le bifcuit pilé & même la farine : les cataplafmes doivent être appliqués chaudement & renouvellés de quatre en quatre heures.

Nᵒ. 37.

Cataplafme émollient.

Prenez feuilles d'althea deux bonnes poignées, avec une certaine quantité de racines de la même plante écrasées ; faites cuire le tout jusques à ce qu'ils soient réduits en bouillie ; vous coulerez ensuite l'eau, & pilerez le marc dans un mortier pour en former une pâte qui servira à faire des cataplasmes émolliens : on rendra le cataplasme encore plus efficace, si l'on fait frire la pâte dans un poëlon avec une certaine quantité d'huile d'olive ou de graisse blanche.

N°. 38.

Cataplasme pourrissant.

Prenez un gros oignon que vous creuserez, remplissez-en le trou avec partie égale d'huile d'olive, de suif, de résine, de poix noire & de savon ratissé ; faites-le cuire sur la braise, ensuite pilez-le dans un mortier pour en former une pâte qui servira à faire plusieurs cataplasmes, qu'on applique avec succès sur toutes les tumeurs qu'il eſt néceſſaire d'emmener promptement à ſuppuration.

No. 39.

Purgatif ordinaire en potion.

Prenez deux dragmes ſenné, une dragme ſel végétal, que vous ferez infuſer toute la nuit dans un gobelet d'eau ſur les cendres chaudes ; le lendemain au matin coulez, & ajoutez à la colature deux onces ou deux onces & demi de manne & une once ſirop de fleurs de pêcher.

No. 40.

Vinaigre des quatre voleurs, préſer-
vatif pour la peſte.

Prenez feuilles ſeches de ſauge, d'abſinthe, de rhue, de menthe, de romarain, de chacune une once & demi, fleurs d'aſpic ou de lavande deux onces, gouſſes d'ail deux dragmes, calamus aromaticus, canelle, fleurs d'œillet seches, noix muscades, camphre, de chacun deux dragmes : faites infuser le tout au bain-marie pendant quarante-huit heures dans huit livres de bon vinaigre ; coulez ensuite & exprimez bien le marc, filtrez la liqueur qui vous restera à travers un entonnoir garni de papier gris : ajoutez-y une once & demi d'esprit de vin camphré, & la conservez dans des bouteilles bien bouchées.

Ceux qui se trouveront dans un Pays attaqué de peste, doivent se froter soir & matin le nés, les temples, avec quelques goutes de ce vinaigre : ils s'en gargariseront en en mêlant quelques goutes avec l'eau ; ils en boiront même & s'en parfumeront, comme il a été dit au Chapitre de la Peste.

N°. 41.

Potion cordiale simple.

Prenez une dragme confection d'hyacinthe ou d'alkermes, que vous mêlerez avec six onces d'eau de chardon béni ou de scabieuse; vous y ajouterez une once sirop de limon ou d'œillet pour une seule prise.

N°. 42.

Potion plus composée, cordiale & diaphorétique.

Ajoutez à la potion ci-dessus d'antimoine diaphorétique, d'yeux d'écrevisses préparés, de chacun trente grains, une dragme thériaque & une once eau de fleurs d'orange.

N°. 43.

Potion cordiale avec les esprits volatils.

Prenez eau de fleurs d'orange & de canelle, de chacune trois

onces, confection alkermes denx
dragmes ; ajoutez efprit volatil
de fel armoniac, lilium de Para-
celfe, de chacun cinquante goutes,
firop d'œillet une once : mêlez
le tout pour faire une potion que
vous donnerez à cuillerée.

N°. 44.

Décoction pour appliquer en fomen-
tation fur les bubons & charbons
dont les bords menacent de gan-
gréne.

Prenez quatre onces de quinquina groffiérement concaffé, demi-
once fel armoniac ; faites bouillir
le tout dans quatre livres de vin
blanc, jufques à la réduction de
la moitié.

N°. 45.

Digeftif fimple.

Prenez huile d'hypericum quatre
onces, térébenthine de Venife
une once, & deux jaunes d'œuf;

battez le tout ensemble pour en former un digestif.

N°. 46.

Digestif animé.

Ajoutez au digestif ci-dessus unè once onguent styrax, sel armoniac en poudre quinze grains, teinture de myrrhe, d'aloës & esprit de vin camphré, de chacun une once.

Dans le cas de gangréne, on peut ajouter encore à ce digestif, demi once quinquina en poudre, & demi-once huile ou esprit de térébenthine.

N°. 47.

Emplâtre de Nuremberg.

Prenez une livre huile rosat „ demi-livre de minium, & quatre onces de bon vinaigre; faites cuire le tout dans une marmite ou un poëlon de terre, en remuant continuellement & prenant garde qu'ill ne verse : quand le mélange de

viendra noir, on en jettera quelques
goutes dans l'eau , & s'il a assez
de consistance, on le retirera du
feu , & à mesure qu'il se réfroi-
dira, on y incorporera deux dragmes
de camphre qu'on aura auparavant pulvérisé dans un mortier
graissé d'huile. On doit conserver
cet emplâtre dans des pots bien
couverts, parce qu'il perd sa vertu
en s'évaporant.

Nº. 48.

Baume d'Arceus.

Prenez une livre graisse de bouc,
gomme elemi & térébenthine , de
chacun deux onces , sain doux
demi-livre ; faites fondre le tout
& le coulez tout chaud à travers un linge fort.

Nº. 49.

Pillules pour purger les galleux.

Prenez scamonée d'Alep pulvé-
risée & mercure doux , de cha-

cun vingt grains, trochisques alen-
dal dix grains ; pilez le tout dans
un mortier, & l'incorporez avec
quelques goutes de sirop, pour en
former une pâte assez dure dont
vous ferez quatre pillules : les enfans & les personnes qui ne sont
pas fort robustes, n'en prendront
que trois, & deux heures après
un bouillon.

Ces pillules conviennent non
seulement dans la galle, mais encore dans toutes les maladies chroniques, toutes les fois où il s'agit
de purger & de fondre en même
tems des obstructions dans les visceres du bas-ventre : on peut donc
les donner sans crainte qu'elles causent aucun préjudice, ni aucune
superpurgation, pourvu que ceux
qui les prennent n'ayent point de
fiévre.

Nº. 50.

Médecine en potion pour les galleux.

Prenez deux dragmes de senné

que vous ferez infuser dans un gobelet d'eau avec une dragme de
sel végétal ; coulez-le le lendemain,
& ajoutez à la colature quinze ou
vingt grains de jalap en poudre,
ou autant de poudre cornachine,
& demi-once sirop de fleurs de
pêcher.

N°. 51.

Ptisane pour les galleux.

Prenez une once racine de lapathum ou patience seche, que
vous ferez bouillir pendant un
quart d'heure avec quatre livres
d'eau commune ; ajoutez sur la fin
un peu de racine de reglisse pour
la boisson d'un jour.

N. 52.

Onguent Napolitain, ou Pommade avec le mercure pour les galleux.

Prenez demi-once mercure, crut
ou vif argent, que vous incorporerez
dans un mortier avec demi-livre

de fain doux, en tournant jufques à ce que toutes les particules de mercure ayent difparu. Ajoutez à cette pommade, pour lui donner une bonne odeur, une dragme effence de citron ou de bergamote.

N°. 53.

Autre Pommade avec les fleurs de foufre.

Prenez quatre onces fleurs de foufre, que vous incorporerez dans un mortier avec demi-livre graiffe blanche; ajoutez à cette pommade, quand elle fera faite, une dragme effence de citron ou de berga-mote & une once d'extrait de Saturne du (N°. 35).

N°. 54.

Bol pour les galleux.

Prenez deux dragmes antimoine cru en poudre & autant de fel nitre; mêlez-les exactement dans un mortier & les incorporez avec suffisante quantité de sirop de pavot rouge pour en former un bol, que vous diviserez en huit prises, dont les galleux en prendront une chaque jour le matin à jeun.

N°. 55.

Onguent styrax.

Prenez huile de noix deux livres & demi, colophone ou résine bien nette deux onces, cire jaune six onces ; faites fondre le tout à un feu lent, en y ajoutant peu-à-peu six onces gomme elemi : lorsque le tout sera fondu, ajoutez-y encore six onces styrax liquide ; coulez votre onguent, lorsqu'il est encore chaud, & le gardez dans un pot bien bouché.

N.° 56.

Onguent basilic.

Prenez huile d'olive six onces, cire jaune demi-once, résine &

poix noire de chacune deux onces; faites fondre le tout & le coulez à travers un linge fort.

N°. 57.

Onguent brun pour les ulceres.

Prenez une once de l'onguent basilic ci-dessus, que vous mêlerez avec précipité rouge & alun brulé, de chacun trente grains; si ce mélange est trop fort, ce qu'on connoît à la grande douleur, à l'irritation & à l'inflammation qu'il occasionne à l'ulcere, on le mitigera en diminuant la dose de l'alun brulé & du précipité rouge, ou en augmentant celle de l'onguent basilic.

N°. 58.

Liniment pour la brulure.

Prenez une once d'huile d'olive, que vous battrez avec deux onces de blanc d'œuf, pour en former un liniment.

N°. 59.

*Cataplasme pour les contusions &
meurtrissures.*

Prenez mie de pain blanc, du
biscuit pilé ou de farine, que vous
ferez cuire dans l'eau vegeto-
minérale, voyez le (N°. 35)
jusques à consistance de bouillie.

N°. 60.

Fomentation aromatique.

Prenez fleurs d'aspic, de romarin,
de thym, d'absinthe marin, les
sommités des mêmes plantes &
roses rouges, de chacune une petite poignée : faites cuire le tout
dans une marmite bien couverte
à un feu de braise avec quatre
livres de vin jusques à la réduction
de la moitié ; coulez & exprimez,
ce qui vous restera de vin servira
pour les fomentations.

Si vous mêlez à ce vin ainsi

aromatifé, de la mie de pain, du bifcuit pilé ou de farine, & que vous les faffiez cuire jufques à confiftance de bouillie, vous pourrez faire avec cette bouillie des cataplafmes qui produiront le même effet que les fomentations, & qui peuvent être appliqués plus facilement qu'elles fur certaines parties.

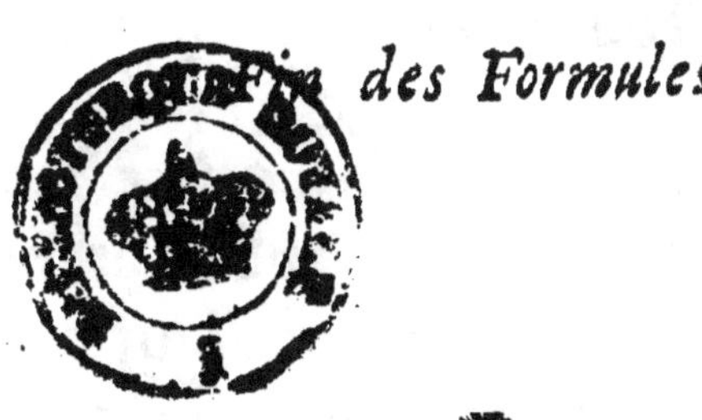

Fin des Formules.

TABLE

DES REMEDES COMPOSE'S,

Avec une Description des Droguës simples qui entrent dans la composition des Formules, mise par ordre alphabétique.

Absinthe. L'Absinthe est une plante d'une grande amertume ; il y en a de plusieurs especes : l'on se sert communément de celle qui se trouve dans presque tous les jardins, ou d'une autre qu'on rencontre en quantité le long de la mer. On la nomme en provençal, encens.

Ail. L'Ail est la bulbe d'une plante potagere que tout le monde connoît.

Aloës. L'Aloës est le suc épaissi d'une plante qui porte le même nom ; le meilleur vient de l'Isle de

Sucotra, & c'est pour cette raison qu'on l'appelle Aloës sucotrin, pour le distinguer de deux autres especes qui lui sont inférieures.

Alun. L'Alun est un sel fort stiptique qu'on tire des mines ; on nous en apporte beaucoup du Royaume de Naples : on doit choisir celui qui est bien transparent & un peu rougeâtre.

Pour bruler l'Alun, on le pulvérise & ensuite on le met dans un creuset sur les charbons ardens ou sur une pêle de fer qu'on met au feu ; il bouillonne tant qu'il a d'humidité, & dès qu'il cesse de bouillonner, on le retire du feu.

Antimoine. L'Antimoine est un minéral composé d'un soufre semblable au commun, & d'une substance approchante du métal : on le trouve dans les mines en Hongrie, en Transilvanie, & dans plusieurs endroits de France & d'Allemagne : on le vend chez les Droguistes tel qu'il est sorti de la mine;

mais plus ordinairement on le fond, & on le met sous la forme de petits pains de figure pyramidale, sa couleur est grisâtre, & on doit choisir celui qui est parsemé de longues aiguilles brillantes.

L'Antimoine diaphorétique est une préparation chymique, faite avec un mélange d'Antimoine & de Sel nitre.

Bardane. La Bardane est une plante fort commune dans nos champs : nos Provençaux appellent la semence de cette plante *arrapon peru*, & les enfans en font des pelotons qu'ils se jettent aux cheveux les uns des autres, & qu'il est bien difficile après de tirer.

Becabunga. Le Becabunga qu'on appelle en provençal *apifer*, est une plante qui se trouve ordinairement dans les ruisseaux, & dont la feuille ressemble au celeri des jardins.

Baume d'Arceus. Voyez sa composition à la formule du (N°. 48.), page 322.

Baume tranquille. Le Baume tranquille est une composition qu'on trouve chez les Apoticaires, dont la vertu est de calmer les douleurs, comme son nom le dénote assez.

Blanc d'œuf. Tout le monde connoît le blanc d'œuf.

Calamus aromaticus. Le Calamus aromaticus est une espece de canne ou de roseau qui a une fort bonne odeur, & qu'on nous apporte du Levant.

Camphre. Le Camphre est une espece de gomme résineuse qu'on nous apporte des Indes & de la Chine ; elle transude à travers l'écorce d'une espece de laurier qui croît abondamment dans ces contrées : le meilleur vient de l'Isle de Borneo, mais il est fort rare ; on doit choisir celui qui est blanc, transparent, net, qui se brise facilement entre les doigts, & qui a de la peine à s'éteindre, quand une fois il est allumé. Son odeur est fort pénétrante, & il s'évapore facilement ; c'est pourquoi on doit le conserver dans un vase de terre bien lutté avec du ciment ou de cire.

Canelle. La Canelle est l'écorce d'un arbre qui croît abondamment aux Indes, & sur-tout dans l'Isle de Ceylan, d'où les Hollandois nous l'apportent ; on doit choisir celle qui est ni trop mince, ni trop épaisse, la plus seche, la plus aromatique, & qui picote agréablement la langue, après qu'on l'a mâchée.

Cantarides. Les Cantarides sont des mouches luisantes qu'on trouve en plusieurs endroits, & qu'on fait mourir à la vapeur du vinaigre : on doit choisir celles qui sont les plus récentes, entieres & non vermoulues.

Capillaire. Le Capillaire est une plante qui croît au bord des fontaines & des sources d'eau vive.

Casse. La Casse est le fruit d'un arbre qui croît dans les Pays chauds,

& principalement dans nos Isles de l'Amérique. Ce fruit ressemble à du boudin, & contient une pulpe noire avec plusieurs graines semblables à celles du carouge : on doit choisir celui qui est le plus pesant, & dont les semences ne menent point de bruit en les secouant ; car c'est une marque que la pulpe dans laquelle consiste toute la vertu de ce fruit, est seche.

Ceruse. La Ceruse n'est autre chose que la substance du plomb réduite en une rouillure blanche par la vapeur du vinaigre.

Cire. Tout le monde connoît la Cire.

Cochléaria. Le Cochléaria est une plante qui est fort bonne pour le scorbut ; sa feuille ressemble à une petite cuilliere, ce qui lui a fait donner le non de Cochléaria.

Clous de Gerofle. Les Clous de Gerofle sont connus de tout le monde, les Hollandois nous les apportent des Indes : on doit choisir

les plus récens, les moins fecs &
les plus odoriférans.

Colophone. La Colophone n'eft
autre chofe que la réfine qu'on a
diftillé.

Confection alkermes. La Confection
alkermes eft une compofition qu'on
trouve chez tous les Apoticaires.

Confection d'hyacinthe. La Confection d'hyacinthe fe trouve chez
les mêmes Artiftes.

Corail. Le Corail eft une plante
qu'on trouve dans le fond de la
mer, & le Corail préparé n'eft
autre chofe que la même plante
réduite en poudre inpalpable, dont
on forme de petits pains qu'on
appelle trochifques, en la mêlant
avec le mucilage de gomme
adragant.

Crême de Tartre. La Crême de
Tartre eft un fel qu'on retire du
Tartre, qui s'attache contre les tonneaux où il y a eu du vin, en
le faifant bouillir, filtrer & évaporer.

Creffon.

Creſſon. Le Creſſon eſt une plante qui ſe trouve communément dans tous les ruiſſeaux.

Diaſcordium. Le Diaſcordium eſt une compoſition qu'on trouve chez les Apoticaires ; elle fortifie l'eſtomac & arrête le cours de ventre.

Eaux diſtillées de canelle, de chardon béni, de fleurs d'orange, de lys, de menthe, de ſcabieuſe. On trouve toutes ce eaux diſtillées chez les Diſtillateurs ou les Apoticaires.

Eau-de-vie. Tout le monde connoît l'Eau-de-vie & la maniere de la diſtiller.

Eſprits de creſſon, de cochléaria, de froment, de vin, de ſel armoniac. On trouve tous ces eſprits chez les Diſtillateurs ou les Apoticaires.

Eſſence ou Huile eſſentiel de bergamote, de citron, de lavande, d'aſpic. On trouve de même toutes ces eſſences chez les Parfumeurs ou Diſtillateurs.

P

Fleurs d'Oeillets. Tout le monde connoît les Oeillets.

Fleurs de Pavot rouge. Tout le monde connoît le Pavot rouge ou Coquelicot.

Fleurs de Sureau. Le Sureau est un arbrisseau qui croît communément dans les terres grasses & humides; ses fleurs sont disposées en ombelle ou en parasol; ses fruits ressemblent à de petits grains de raisin; sa tige qui a des nœuds de distance en distance, est remplie d'une quantité de moëlle.

Fleurs de Soufre. Les fleurs de Soufre ne sont autre chose que du Soufre commun qu'on pulvérise grossiérement, & qu'on met dans une marmite de terre non vernissée; on couvre cette marmite d'une autre de même espece aussi renversée, de sorte que le col de l'une entre dans l'ouverture de l'autre : on lutte bien les jointures, & on fait un feu modéré sous la marmite ; le Soufre monte & s'attache contre les parois de la marmite supérieure.

Follicules de Sené. Les follicules de Sené sont de petites gousses plates & transparentes, qui renferment la semence de cet arbrisseau. Voyez *Sené.*

Fumeterre. La Fumeterre est une plante rampante qui est fort commune dans nos champs : nos Provençaux l'appellent *ebriagou.*

Gomme elemi. La Gomme elemi est un suc résineux qu'on tire par incision d'une espece d'olivier qui croît en abondance en Afrique : on doit choisir celui qui est net & dont l'odeur est forte.

Graisse blanche. La Graisse blanche n'est autre chose que le sain du cochon fondu.

Guimauve ou *Althéa.* La Guimauve est une plante fort commune dans les Pays marécageux, dans les terres grasses & humides ; sa feuille qui est cotonnée au dessous, est un peu plus épaisse que celle de la mauve ordinaire, & ſa fleur eſt plus grande : nos Provençaux l'appellent *maulou blanquou*.

Hypécacuana. L'Hypécacuana eſt une petite racine noueuſe, griſâtre, qu'on nous apporte du Breſil ; on doit choiſir les plus petits morceaux qui ſont peſans, bien nourris & non vermoulus. Il eſt bon de ne pulvériſer l'Hypécacuana qu'à meſure qu'on veut s'en ſervir ; car il perd ſa vertu, s'il reſte trop long-tems pulvériſé.

Huile d'Amandes douces. L'huile d'Amandes douces ſe fait avec des Amandes récemment tirées de leur noyau ; on les pile dans un mortier de marbre pour les réduire en pâte, enſuite on la met à la preſſe ; on ne doit faire de cette huile qu'une petite quantité à la fois, autrement elle ſe rancit en vieilliſſant, & dans cet état elle fait plus de mal que de bien, tellement qu'il vaudroit beaucoup mieux ſe ſervir alors de la bonne huile d'olive qui ne rancit pas ſi aiſément.

Huile de Noix. L'huile de Noix se fait comme celle d'Amandes douces.

Huile d'hypéricum, *Huile de laurier*, *Huile rosat*, *Huile de vers*. Toutes ces différentes Huiles se trouvent chez les Apoticaires.

Jalap. Le Jalap est la racine d'une espece de belle-de-nuit : on nous en apporte beaucoup de Sirie & de Smirne coupées par ruelles ; on doit choisir les plus pesantes, les plus résineuses, & qui ne sont point vermoulues.

Jaune d'œuf. Tout le monde connoît le jaune d'œuf.

Kermes minéral ou *Poudre des Chartreux*. Le Kermes minéral est une préparation chymique de couleur jaune, qu'on trouve chez les Apoticaires.

Lait. Le Lait de vache est fort nourrissant, celui de brebis l'est moins, & celui de chevre est plus léger & plus rafraîchissant que ceux de vache & de brebis.

Lavande. La Lavande est une plante odoriférante fort commune dans nos collines : elle differe peu de l'aspic, tant par sa feuille que par sa fleur : on substitue ces deux plantes l'une à l'autre.

Levain. Tout le monde connoît le Levain.

Laudanum en opiate, *Laudanum liquide.* Voyez *Opium.*

Lilium de Paracelse. Le Lilium de Paracelse est un esprit volatil composé, qu'on trouve chez les Apoticaires.

Limon. Les Limons sont un fruit connu de tout le monde : pour en dépurer le suc, il faut, après en avoir exprimé une certaine quantité, le couler & le laisser reposer au soleil, jusques à ce qu'il soit clarifié ; ensuite on le verse par inclination, & on le conserve dans des bouteilles bien bouchées : quelques-uns, pour l'avoir plus pur, le distillent avec un alambic de verre au bain-marie.

Litarge. La Litarge est une espece d'écume qu'on ramasse autour de la coupelle, quand on raffine l'argent par le moyen du plomb ; de forte que ce n'eft que du plomb calciné, devenu blanc ou rouge , felon le dégré plus ou moins violent de feu qu'il a foufert.

Manne. La Manne eft un fuc onctueux & gras qui découle de certains arbres appellés Melezes, qui font fort communs en Calabre & dans le Royaume de Naples, d'où on nous l'apporte. Il y en a de trois qualités différentes, la Manne en bâton , la Manne en grain , & la Manne graffe. Les deux premieres, quoique plus agréables à la vue & au goût , ne font pas pourtant préférables à la troifieme pour l'ufage médicinal. Cette derniere purge même davantage ; il eft vrai qu'elle s'aigrit en vieilliffant , mais il eft facile de s'en affurer par le goût.

Mercure cru. Le Mercure cru ou vif-argent eft une efpece de minéral qu'on trouve dans les mi-

nes tel & quel, on l'appelle alors
mercure coulant; ou sous la forme
d'un minéral composé d'un mélange de soufre & de mercure ,
qui se sont joints & sublimés ensemble par quelque chaleur souter-
reine , on l'appelle alors cinnabre
naturel : on le sépare de ce soufre
en le distillant. Voyez la Chymie
de Lemery.

Mercure doux. Le Mercure doux
est un mélange de sublimé corrosif
& de mercure ou argent-vif, qu'on
fait sublimer trois ou quatre fois
pour l'adoucir. Voyez la même
Chymie de Lemery.

Miel. Le Miel est connu de tout
le monde.

Minium. Le Minium n'est autre
chose que du plomb calciné, &
poussé au feu jusques à ce qu'il
devienne rouge.

Myrrhe. La Myrrhe est une
gomme résineuse qu'on nous apporte du Levant & des Indes : on
doit choisir la plus nette & qui

se brise facilement entre les doigts.

Moutarde. La Moutarde est la semence d'une plante que tout le monde connoît.

Noix muscades. Les Noix muscades sont connues d'un chacun ; on nous les apporte des Indes.

Oeils d'Ecrevisse. Les Yeux d'Ecrevisse sont de petites pierres qu'on trouve au nombre de deux dans la tête de certains crabes de riviere qu'on appelle Ecrevisses : on les falsifie avec la craie ; mais il est facile de connoître les véritables, en ce qu'elles sont plus dures, plus pesantes, & paroissent, quand on les rompt, formées de plusieurs couches appliquées les unes sur les autres. Pour les préparer, on les réduit en poudre inpalpable ; ensuite on en fait une pâte avec le mucilage de gomme adragant, pour en former de petits pains qu'on appelle trochiques.

Oignons. Un chacun connoît les Oignons : ils sont autant & même plus employés dans l'usage de la cui-sine que dans celui de la médecine.

Onguent d'althéa, *Onguent mer-curiel*, *Onguent styrax*, *Onguent martial*. On trouve ces différens Onguens chez les Apoticaires.

Opium, est une larme gommeuse qui sort de la tête des Pavots d'E-gypte, d'où on nous l'apporte.

Orge. L'Orge est une semence connue d'un chacun.

Petit-lait. Voyez la maniere de le faire à la note de la page 18.

Plantes antiscorbutiques. Les Plantes antiscorbutiques sont celles de cres-son, de cochléaria, de becabunga, de moutarde, de roquette, de nasiort.

Poix noire & *Poix-résine*. Tous les Marins connoissent la Poix noire & la Poix résine, qui leur servent à enduire leurs Bâtimens.

Poudre cornachine. La Poudre cor-nachine est un mélange de partie égale de diagrede, d'antimoine dia-phorétique & de crême de tartre.

Précipité rouge. Le Précipité

rouge n'eſt autre choſe que du mercure cru, diſſous par l'eſprit de nitre, enſuite ſublimé à un feu de ſable gradué juſques à ce qu'il devienne rouge.

Quinquina. Le Quinquina eſt l'écorce d'un arbre qu'on nous apporte du Perou.

On diſtingue le bon Quinquina du mauvais, en ce que les écorces du mauvais Quinquina ſont de vieilles écorces qu'on a tiré du tronc des arbres dépouillées de leurs parties volatiles par les injures de l'air : elles ſont groſſes, épaiſſes, fibreuſes & ligneuſes ; elles ne caſſent pas net ; leur couleur eſt d'un jaune pâle : lorſqu'on les mâche ou qu'on en met dans la bouche, après les avoir pulvériſées, leur amertume ne ſe développe pas promptement, & ce n'eſt qu'après les y avoir tenues long-tems qu'elle ſe fait ſentir : elles ne ſont pas friables, c'eſt à-dire, qu'on a beaucoup de peine à les mettre en poudre.

Le bon Quinquina au contraire est l'écorce qui a été enlevée d'un arbre jeune : on la connoît en ce qu'elle est mince, moins raboteuse & moins profondément gravée que l'autre ; elle n'est point par conséquent ligneuse ; elle se casse net, & est friable ; sa couleur est rougeâtre, approchant de celle de la bonne canelle : dès qu'on en met un peu dans la bouche ou qu'on la mâche, sa bonté se développe promptement par une saveur amere & légérement astringente.

Racine de Lapathum. Le Lapathum est une espece de bette ou d'oseille sauvage qui croît abondamment dans les ruisseaux & dans les fossés humides : cette racine est rouge, & donne une teinture de vin clairet à la ptisane.

Raifort. Tout le monde connoît le Raifort, tant sauvage que domestique.

Reglisse. Il est peu de personnes qui ne connoissent la racine de

Reglisse : il n'est pas jusques aux enfans qui ne sachent, en la mettant à la bouche, la distinguer des autres racines par sa douceur.

Rhubarbe. La Rhubarbe est une racine jaunâtre qu'on nous apporte de plusieurs endroits de Perse & de Tartarie, par la voie d'Alep & de Smirne : on doit choisir celle qui est pesante, marbrée de jaune & de rouge, & rejetter celle qui est blanchâtre, légere & vermoulue. Les Juifs, entre les mains de qui passe cette racine, ont l'attention de boucher avec la cire les morceaux qui sont vermoulus : on reconnoît facilement cette fraude, en les approchant du feu.

Rhue. La Rhue est une plante antivermineuse, fort commune dans nos jardins & dans nos collines : elle exhale une fort mauvaise odeur qui est très-pénétrante.

Roses rouges. On doit distinguer les Roses rouges des Roses ordinaires, qu'on appelle Roses pâles ;

elles en different en vertu, tout comme en couleur : les premieres font d'un rouge foncé & prefque vineux, & ont une vertu aftringente ; les fecondes au contraire font d'un rouge pâle, ont beaucoup plus d'odeur, & ont une vertu purgative.

Safran. Le Safran n'eft autre chofe que les étamines d'une certaine plante bulbeufe, qu'on feme en abondance dans la Principauté d'Orange & aux environs : on en apporte auffi beaucoup d'Efpagne. Cette drogue eft connue de la plûpart des Marins, qui s'en fervent pour donner à la foupe au ris une couleur jaune & un goût agréable.

Safran de Mars apéritif. Le Safran de Mars apéritif n'eft autre chofe que la rouillure d'acier expofée à la rofée du mois de Mai, jufques à ce qu'elle acquiere une couleur jaune.

Sauge. La Sauge eft une plante fort connue & très-commune dans nos côteaux.

Scamonée. La Scamonée eſt le ſuc épaiſſi qu'on tire par inciſion d'une plante laiteuſe & ſarmenteuſe, qu'on appelle périploca ; on nous apporte cette drogue d'Alep & de Smirne : celle qui vient par la voie d'Alep, eſt ordinairement meilleure, parce qu'elle n'eſt pas falſifiée & préparée avec le ſuc d'autres plantes, qui ont ſouvent une qualité cauſtique ; on la connoît en ce qu'elle eſt griſe, luiſante & friable, c'eſt-à-dire, facile à rompre avec les doigts : celle de Smirne au contraire eſt preſque noire, fort dure & difficile à briſer. C'eſt avec la Scamonée qu'on prépare le diagrede, en l'expoſant, après l'avoir pulvériſé, à la vapeur du ſoufre : la Scamonée d'Alep, quand elle eſt de la bonne qualité, n'a pas beſoin de cette préparation.

Sel armoniac. Le Sel armoniac eſt une compoſition de cinq parties d'urine, une partie de ſel marin & demi partie de ſuie de cheminée,

qu'on filtre & qu'on fait cuire enfem-
ble, pour les réduire en une maffe
qu'on fait enfuite fublimer. On le
purifie en le diffolvant dans une
certaine quantité d'eau, en le fil-
trant une feconde fois, & en le faifant évaporer jufques à ficcité : on
nous en apporte beaucoup d'Egypte.

Sel d'Abfinthe. Le Sel d'Abfinthe,
comme tous les autres Sels effen-
tiels des plantes, fe fait avec les
cendres de la même plante brulée au four, qu'on diffout enfuite
dans une certaine quantité d'eau
pour en former une leffive ; on
filtre cette diffolution, & on la
fait évaporer au feu ou au foleil
jufques à ficcité.

Sel nitre ou *Salpêtre.* Tout le
monde connoît le Sel nitre ou Salpêtre, dont on fait la poudre à
Canon.

Sel végétal. Le Sel végétal eft
un mélange de crême & de fel de
tartre qu'on fait bouillir, filtrer &
évaporer, pour avoir une efpece

de crême de tartre qui puisse être dissoute dans l'eau.

Styrax liquide. Le Styrax liquide est un suc balsamique qu'on tire par incision de certains arbres, & qu'on nous apporte de l'Amérique ; son odeur est fort agréable & réjouit le cœur. On doit choisir le plus pur & le plus net, & prendre garde qu'il ne soit pas mêlé avec du bois, de terre ou d'autres ordures.

Semences froides. Les semences froides sont celles de courge, de melon, de concombre & de melon d'eau : pour les nettoyer, on leur ôte la peau ; mais elles ne se conservent pas ainsi mondées pendant long-tems, & sont sujettes à rancir.

Sené. Le Sené est la feuille d'un arbrisseau qui croît abondamment dans l'Arabie ; on nous l'apporte d'Alexandrie : on doit choisir celui dont les feuilles sont entieres ; avant même que de s'en servir,

il faut en séparer les pécules &
les petits bâtons qu'on y trouve
en quantité, autrement il occasionne des tranchées : ses follicules purgent plus doucement, &
sont moins sujettes à causer des
tranchées.

*Sirop d'Absinthe, de coings, d'œil-
lets, de fleurs de pêcher, de kermes,
de nimphea, de capillaire, de nerprun.* On trouve tous ces différens
Sirops chez les Apoticaires ou les
Liquoristes.

Aspic ou *Lavande sauvage.* L'Aspic, ou lavande sauvage, est si commune dans nos Collines de Provence, qu'on s'en sert pour chauffer
les fours & allumer le feu.

Squine. La squine est une racine
qui nous est apportée des Indes
Orientales : on doit choisir la plus
pesante & la plus résineuse.

Sublimé corrosif. Le sublimé corrosif est un sel formé par le mélange du mercure cru qu'on fait
dissoudre avec l'esprit de nitre, &

évaporer jufques à ficcité ; enfuite on y ajoute du vitriol & du fel décrépité, & on le fait fublimer, voyez la Chymie de Lemery : il faut avoir l'attention de n'acheter le fublimé corrofif que de la premiere main, afin d'être fûr qu'il eft préparé fidélement.

Tabac. Tous les Marins connoiffent le Tabac & la plante qui le produit.

Tartre émétique. Le Tartre émétique eft une compofition d'antimoine qu'on trouve chez les Apoticaires. Quand on achete du Tartre émétique, il faut avoir l'attention de demander quelle en eft la dofe, parce q'uil eft plus ou moins fort, felon qu'il eft fait avec le foie ou avec le verre d'antimoine.

Tartre vitriolé. Le Tartre vitriolé eft une compofition chymique, qui fe fait avec l'huile de Tartre & celle de Vitriol.

Teinture de Myrrhe & d'Aloës. La

Teinture de Myrrhe & d'Aloës n'eſt autre choſe que la diſſolution de ces deux drogues dans l'eſprit de vin.

Térébenthine. La Térébenthine eſt un ſuc réſineux qui découle de certains arbres qu'on appelle Térébinthe & Larys ; la plus eſtimée eſt celle de l'Iſle de Chio, enſuite celle de Veniſe : on doit choiſir la plus claire, la plus tranſparente & la plus nette.

Thériaque. La Thériaque eſt une compoſition qu'on trouve chez tous les Apoticaires.

Trochiſques Alhandal. Les Trochiſques Alhandal ne ſont autre choſe que la pulpe de la Colequinte réduite en poudre & paîtrie avec le mucilage de gomme adragant, dont on forme enſuite de petits pains appellés Trochiſques.

Véronique mâle. La Véronique mâle eſt une plante qui n'eſt pas fort commune ; ſes feuilles ſont petites & presque rondes : le réceptacle de sa semence est fait en bourfette ou en cœur , comme celle du bursa pastoris ou tabouret.

Vin. Tout le monde connoît le Vin.

Vinaigre. Le Vinaigre n'a pas besoin non plus de description.

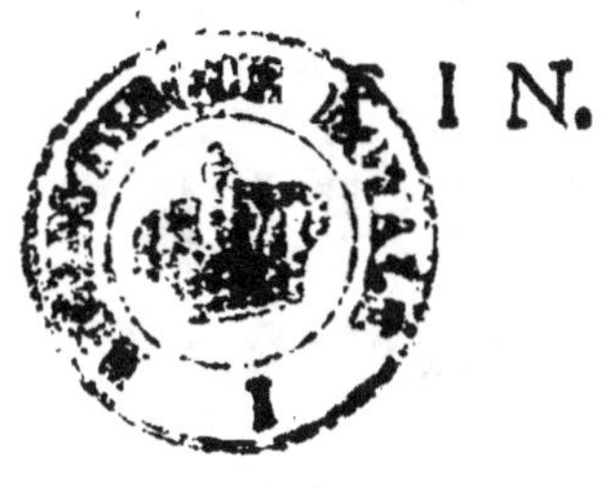

F I N.

TABLE
DES MATIERES.

SECONDE PARTIE.

DES MALADIES EXTERNES OU CHIRURGICALES.

Fin de la Table.